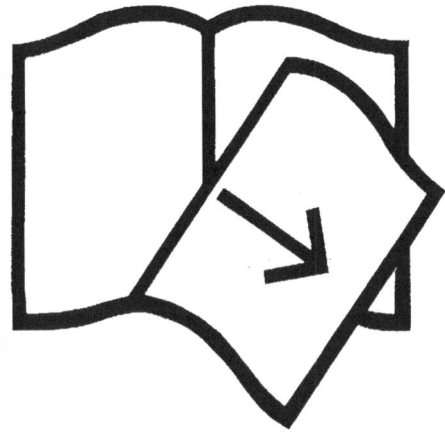

Documents manquants (pages, cahiers...)

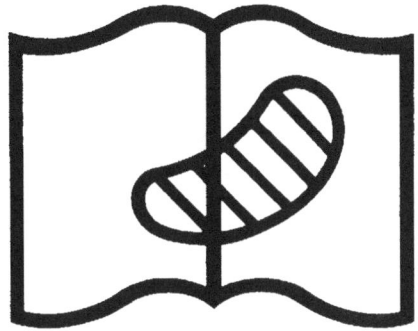

Original illisible

LA

CIRCULATION DU SANG

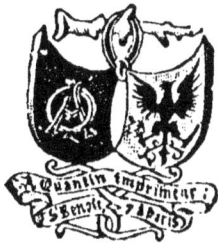

HARVEY

LA
CIRCULATION DU SANG

DES MOUVEMENTS DU CŒUR

CHEZ L'HOMME ET CHEZ LES ANIMAUX

DEUX RÉPONSES A RIOLAN

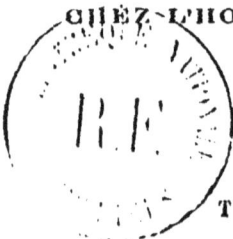

TRADUCTION FRANÇAISE
AVEC UNE INTRODUCTION HISTORIQUE ET DES NOTES

Charles RICHET

Agrégé à la Faculté de médecine de Paris, Docteur ès sciences

1288

LIBRAIRE DE L'ACADÉMIE DE MÉDECINE DE PARIS
Boulevard St-Germain, 120, en face de l'École de Médecine

M DCCC LXXIX

AVANT-PROPOS

Peut-être les physiologistes et les médecins se disent-ils quelquefois que l'essor rapide de la science moderne fait négliger injustement l'étude des vieux maîtres. J'ai pensé qu'en donnant la traduction du livre magnifique où Harvey a exposé la circulation du sang, je remplissais une tâche peu glorieuse, mais utile. Le livre d'Harvey n'a jamais été traduit en français, et il est possible qu'on lise plus facilement une traduction qu'un livre latin du xvii° siècle.

Je me suis efforcé avant tout d'être un traducteur servile. En général la langue d'Harvey est claire et correcte. Mais, par moments, surtout quand il veut réfuter ou expliquer les théories absurdes de ses adversaires, sa phrase devient ténébreuse et conforme à l'obscurité de la pensée. Ceux qui auront la curiosité de lire Harvey dans l'original constateront - - au

moins je l'espère — que là où le traducteur a manqué
de clarté, l'auteur a peut-être mérité d'abord le même
reproche.

On trouvera à la fin de ce livre quelques notes,
très brèves, relatives à la physiologie de la circulation du sang et du mouvement du cœur. Je n'ai eu
d'autre intention que de faciliter au lecteur la comparaison entre la science d'aujourd'hui et la science
du XVIIᵉ siècle.

Ma traduction est précédée d'une courte introduction historique. J'ai cherché surtout à mettre en
lumière les idées physiologiques de Galien et à montrer que son rôle dans l'histoire de la découverte
de la circulation a une importance fondamentale.
Quoiqu'il y ait peu de choses à dire, après Flourens,
sur les prédécesseurs immédiats de Harvey, j'ai pu,
relativement à Michel Servet, mettre à profit quelques
travaux récents qui contribuent à rendre à cet infor-
tuné homme de génie une part de la gloire qui lui
est due.

J'ai eu en vue, pour traduire le traité des mouvements du cœur et du sang, l'édition princeps (Franc-
fort, 1628), l'édition de Leyde (avec les notes de Parisanus et de Primerose (1639), l'édition de Leyde avec
une préface d'Albinus (1737), et enfin la traduction

anglaise de Robert Willis (Londres, 1847). Il y a eu
encore d'autres éditions de Harvey que je n'ai pas
consultées, celles de Rotterdam (1649), de Rotterdam (1659), et l'édition de Lawre   en deux volumes
(Londres, 1766).

INTRODUCTION HISTORIQUE

§ 1.

DES THÉORIES DE LA CIRCULATION CHEZ LES ANCIENS, HIPPOCRATE, ARISTOTE, GALIEN.

Il ne nous reste guère des ouvrages physiologiques de l'antiquité que les écrits de trois grands hommes, Hippocrate, Aristote et Galien. Mais, quoique ces trois écrivains soient à peu près égaux par le génie, leur œuvre n'a pas dans l'histoire de la circulation une importance égale. Hippocrate était avant tout médecin; Aristote, naturaliste; Galien, anatomiste et physiologiste. Hippocrate traite surtout de l'art de guérir, des épidémies, des symptômes, des causes, des terminaisons des maladies. Il ne fait ni expériences, ni dissections; mais se contente d'observer des malades et de consigner dans ses écrits les précieux résultats de son observation et des vieilles traditions médicales. Aristote, dont le vaste génie avait embrassé tout ce que la nature ou la société présentent à l'intelligence humaine, étudie les animaux, leurs mœurs, leurs moyens de vivre et la

structure de leurs organes. Quant à Galien, il est
probablement le premier qui ait institué de véritables
expériences. Le premier, il affirme et prouve que
l'art de guérir doit être appuyé sur la connaissance
de la structure et des fonctions des organes ; aussi
fait-il de l'anatomie, disséquant des singes, des porcs,
des chiens, et appliquant à la structure du corps de
l'homme ce que ses dissections lui ont appris sur la
structure du corps des animaux. Non seulement il
fait de l'anatomie, mais encore il fait de la physiologie expérimentale. D'après lui tous les organes ont
une fonction, un rôle, une utilité, et cette utilité
peut se connaître de deux manières, d'une part, par
la disposition des parties ; d'autre part, par l'expérimentation. Aussi Galien a-t-il fait de nombreuses
expériences (sur la moelle — sur les nerfs laryngés
— sur les artères), devançant son époque, et donnant un exemple qui n'a été suivi que bien plus tard.
Il a réellement créé la physiologie, comme Hippocrate, la médecine, et Aristote, l'histoire naturelle.

Nous résumerons brièvement les opinions d'Hippocrate, d'Aristote et de Galien, sur la circulation
du sang.

Pour Hippocrate, les quatre principes élémen-
taires du corps humain sont le sang (αἷμα), la pituite
(φλέγμα), la bile jaune et la bile noire (χολὴ μέλαινα τε
καὶ ξανθή)[1]. Toutes ces humeurs viennent du ventre

---

1. Περὶ φύσεως ἀνθρώπου. Éd. Littré, t. VI, p. 41.

où passent les boissons et les aliments. Le ventre est donc la source de tout. Quand le ventre est plein, le cœur attire à lui le sang, et alors le sang passe dans les veines jugulaires et les autres veines[1]. La chaleur est le principe immortel qui anime tout ce qui est et tout ce qui sera : elle se répand dans le cœur, et c'est dans le cœur qu'il y a le plus de chaleur. C'est pourquoi le cœur et les veines sont dans un mouvement continuel; elles attirent l'air qui vient par les poumons et le distribuent dans tout le corps[2] en refroidissant le sang[3]. Enfin du cœur partent des vaisseaux allant au foie, et une veine appelée grande qui nourrit tout le corps[4]. Du cœur part encore une veine, la veine cave; mais toutes les veines du corps prennent naissance de la grande veine[5]. Entre autres veines, il y a les jugulaires qui viennent du cœur, et par où passe le sang : dès qu'on a bu quelque boisson, le sang les gonfle et fait rougir le visage[6].

Ces idées sont remplies d'erreurs et n'ont aucun fondement. Il est inutile de nous y arrêter[7].

---

1. Περὶ νούσων. Ed. Littré, t. VII, p. 557.
2. Περὶ σάρχων. Ibid., t. VIII, p. 592.
3. Περὶ φύσων. Ibid., p. 101.
4. Περὶ ἀνατομῆς. Ibid., p. 530.
5. Περὶ σάρχων. Ibid., p. 593.
6. Περὶ νούσων. Ibid. p. 557.
7. On trouve, dans Haller (Elem. Phys., t. I, liv. III, § 25, p. 240), les noms des auteurs qui ont voulu attribuer à Hippocrate la connaissance de la circulation du sang. C'est une opinion qui ne peut pas se défendre et qui s'appuie seulement sur cette expression : Αἵματος περίοδος, qu'on trouve à deux ou trois reprises dans les œuvres du père de la médecine.

Aristote a adopté l'opinion d'Hippocrate relative au mélange de l'air et du sang.

En insufflant la trachée, dit-il, on voit l'air passer jusque dans le cœur[1]. Le cœur a trois cavités, une grande, à droite, une plus petite, à gauche, une moyenne, au milieu. Toutes communiquent avec le poumon[2]. Du cœur partent des vaisseaux qui vont au poumon, sans s'anastomoser pourtant avec les terminaisons de la trachée; mais, par suite du voisinage de ces deux ordres de ramifications, l'air passe à travers les parois pour se rendre au cœur[3].

Le cœur est le seul organe qui ait du sang par lui-même. Il en contient dans ses propres cavités, tandis que le sang du poumon est contenu dans les veines[4]. Le cœur fait donc, pour ainsi dire, partie des veines, dont on peut le regarder comme une dilatation[5]. Il n'y a de sang que dans les veines et dans le cœur. Du cœur partent deux vaisseaux : d'abord la grande veine, qui, sortant de la grande cavité du cœur, se bifurque pour se rendre aux poumons d'une part, et d'autre part dans tout le corps. Le second vaisseau est l'aorte qui naît dans la cavité moyenne du cœur. Mais l'aorte est une veine ner-

---

1. *De naturâ animal.* Éd. Didot, l. I, 6.

2. *Ibid.*, l. I, 17.

3. *Ibid.*, l. I, 17. Μόριος δ' οὐθείς ἐστι κοινός : ἀλλὰ διὰ τὴν σύναψιν δέχονται τὸ πνεῦμα, καὶ τῇ καρδία διαπέμπουσιν.

4. *Ibid.*, l. II, 15.

5. *Ibid.*, l. III, 3. Comparez cette idée d'Aristote aux opinions modernes.

veuse et ne contient pas de sang : ses extrémités
sont des nerfs. Le cœur a deux sortes de mouvements, la contraction et la dilatation (πηδήσις καὶ
σφύγμος). Quand le froid arrive dans le cœur, celui-ci
se contracte. Quand, au contraire, les aliments
arrivent dans le cœur qui doit les transformer par
sa chaleur en fluide sanguin, le cœur se dilate[1].

Le cœur est la source de la chaleur, et il est épais
pour conserver ce principe[2]. Le cœur est comme un
autre animal vivant dans celui qui le contient[3]. C'est
l'acropole du corps[4].

Le sang contenu dans les veines se répand dans
toutes les parties, et le sang est l'origine de tous les
tissus du corps. Les veines, parties du cœur, diminuent de plus en plus. Arrivées à leurs subdivisions
les plus délicates, elles ne peuvent plus laisser passer le sang. Cependant elles laissent encore passer la
sueur, surtout quand la chaleur a échauffé le corps
et dilaté les derniers ramuscules veineux. Quelquefois même, chez les individus dont la nature a été
viciée, c'est le sang qui peut passer par ces petites
branches[5].

Le corps humain se renouvelle dans les intestins

1. *De respir.*, l. XX.
2. Φυλάσσειν τὴν τῆς θερμότητος ἀρχὴν. *De partibus animalium*, l. III.
3. Οἷόν ξῶον τέ πεφύκεν ἐν τοῖς ἐχοῦσι. *Ibid.*
4. Ἀκροπόλις τοῦ σώματου. *Ibid.*
5. *Ibid.* IV. Cicéron a résumé dans une phrase l'opinion des anciens et d'Aristote relativement aux fonctions des artères et des
veines. *Spiritus ex pulmone in cor recipitur, et per arterias distri-
buitur, sanguis per venas.* — *De naturâ Deorum*, l. II.

par les veines du mésentère, comme l'arbre se
renouvelle dans la sève de sa racine. De l'intestin,
par les veines mésentériques, les aliments vont au
cœur où le cœur les anime[1], grâce à la chaleur qui
y réside[2]. En effet, c'est dans le cœur que réside
l'âme animale qui y brûle[3]. Deux choses sont nécessaires pour vivre. C'est d'abord la chaleur du cœur,
et la transformation des aliments que cette chaleur
rend animés et semblables au sang, et ensuite la
réfrigération par l'air qu'on respire, ce qui empêche
la chaleur de brûler le cœur[4]. Il y a donc deux sortes
de consomption, deux sortes de mort, la mort par la
chaleur excessive du cœur, la mort par le froid et
l'absence d'aliments.

Tous les animaux ayant du sang ont un cœur :
chez ceux qui n'ont pas de cœur, la vie est entre-
tenue par l'âme sentante qui est le principe de la vie.

Le cœur se développe de très bonne heure : chez
l'embryon, on voit un point animé de mouvements
contractiles (punctum saliens). Le sang vient donc du
cœur, car on voit du sang dans le cœur avant que
les veines soient formées[5].

Nous arrivons maintenant aux idées de Galien
sur la circulation. Elles sont disséminées dans plusieurs des traités de ce grand homme; et, quoique

1. *De histor. animalium*, l. III, p. 19.
2. *De respiratione*, l. VIII.
3. *Ibid.*, l. XVI.
4. *De vitâ et morte*, l. IV, p. 5.
5. *De respiratione*, l. XX.

étant souvent en désaccord entre elles, forment néanmoins un ensemble assez complet.

Une des parties fondamentales de la théorie galénique est que les artères ne sont pas remplies d'air, comme le supposait Érasistrate, mais pleines de sang. Galien ne cesse de revenir sur ce point, et il a écrit un traité intitulé ainsi. — Le sang est-il naturellement contenu dans les artères? Εἰ κατὰ φύσιν ἐν ἀρτηρίαις αἷμα περιέχεται.

Si, dit-il, on ouvre le ventre et le péritoine, on verra très distinctement les artères du mésentère remplies de lait chez les jeunes chevreaux, mais sur les animaux adultes elles ont un tout autre aspect. Cependant jamais nous n'y verrons de *pneuma*, et sur une artère quelconque il en sera de même[1]. Mettons à découvert une artère, par exemple l'artère du bras ou celle de la cuisse, et demandons aux partisans d'Érasistrate si cette artère contient le pneuma. Il est clair qu'ils ne peuvent répondre; car, si nous lions cette artère en haut et en bas et si nous l'incisons entre ces deux ligatures, nous la trouverons toujours pleine de sang[2]. Érasistrate est un impudent d'oser affirmer des choses que jamais personne n'a pu voir[3]. Si avec une aiguille, ou un stylet, ou un scalpel, on fait une blessure à une artère, le sang s'en échappe immédiate-

---

1. Édition de Kühn, t. IV, p. 718.
2. *Ibid.*, p. 724.
3. *Ibid.*, p. 736.

ment, et par suite des anastomoses entre les veines et toutes les artères du corps, tout le sang du corps s'en échappe[1].

Il n'est pas exact de dire que les artères inférieures battent après les artères supérieures, au contraire elles battent toutes au même moment, par suite d'une certaine puissance qui vient du cœur[2].

A ces expériences exactes, Galien ajoute une expérience fausse, que d'ailleurs Harvey a réfutée. Si on met à nu une artère, et si on place dans sa cavité une tige creuse, en serrant les parois de l'artère de manière à les comprimer sur la tige et à empêcher le sang de s'écouler au dehors, immédiatement l'artère cessera de battre, car on interrompra sa communication avec le cœur[3].

Ainsi le mouvement des artères vient du cœur, et, si on lie une artère, aussitôt on verra cesser sa pulsation [4].

Le cœur est un muscle qui, à certains points de

1. Édition de Kühn, l. IV, p. 710.
2. Ibid., p. 735.
3. Le passage de Galien est assez obscur, comme son idée même. Δῆλον ἂν ὡς εἰ μὲν δύναμις ἀνεμοίη, οὐ κινεῖσθαι παρὰ τῆς καρδίας αὐτας, διὰ δὲ τῶν χιτώνων αὐτὴν ἐπιπέμπεσθαι. Il est facile de se rendre compte de la cause qui l'a induit en erreur. Si on cherche à répéter cette expérience, on voit qu'elle est assez délicate : car rapidement le sang se coagule dans le tube. Pour peu qu'on ne soit pas prévenu de cette cause d'erreur, on voit cesser les battements de l'artère placée au-dessous du tube, obstrué par un caillot. Supposons que Galien eût mieux fait cette expérience, qui sait s'il n'aurait pas découvert la circulation du sang?
4. De fœtuum formatione. Ibid., t. IV, p. 679; et en beaucoup d'autres endroits encore. De usu pulsuum, t. V, p. 108.

vue ressemblant aux autres muscles, en diffère
cependant par des caractères très évidents ; les fibres
du cœur se distinguent, d'une part, parce qu'elles
sont entrelacées, et qu'il y a des fibres droites,
transverses et obliques ; d'autre part, parce que le
tissu est dur et rigide, plus que celui des autres
muscles [1].

Les oreillettes sont les parties accessoires du
cœur, tandis que les ventricules en constituent la
partie fondamentale. Entre les deux cavités ventriculaires est une sorte de cloison où se terminent les
ligaments. Ces ligaments fixés intérieurement dans
les cavités du cœur sont doués d'une telle force
qu'ils peuvent en se contractant ramener en dedans
les parois du cœur, et contribuent à opérer la
systole.

Si on enlève l'os antérieur de la poitrine nommé
sternum et qu'on mette le cœur à nu, on lui recon-
naîtra trois états divers. Il se dilate lorsqu'il veut
attirer quelque substance utile (diastole), se replie
sur lui-même pour jouir des substances attirées, se
contracte pour expulser le résidu de ces substances.
On peut mettre le cœur à nu, enlever le péricarde,
sans que pour cela le cœur cesse de battre. Cette
expérience, dit Galien, je l'ai faite souvent chez les
animaux : mais j'ai pu aussi voir les contractions du
cœur chez l'homme. Il raconte à ce propos l'histoire

1. *Utilité des parties.* Trad. de Daremberg, t. I, p. 401.

du fils de Maryllas, qui, frappé au sternum en jouant
à la palestre, eut un abcès, puis une nécrose de l'os
sternal. Personne n'osait lui enlever l'os nécrosé :
Galien, très habile en anatomie, comme il l'avoue
sans détour, fit cette opération, et l'enfant guérit[1].

A chacun des orifices du cœur sont adaptées des
membranes (valvules). A l'orifice de la veine artérieuse se trouvent trois membranes inclinées de
dedans en dehors, et appelées sigmoïdes. A l'orifice
de la grande artère (aorte) se trouvent trois membranes analogues. De même, de chaque côté du
cœur, entre le ventricule et l'oreillette il y a aussi
des membranes.

Ces membranes sont grandes et fortes : à leurs
extrémités sont attachés des ligaments solides
(colonnes charnues du cœur). Quand le cœur se
dilate, chacun de ces ligaments tendu par l'écar-
tement du viscère attire à lui et renverse pour ainsi
dire la valvule sur la paroi cardiaque[2]. Les membranes étant ainsi repliées, les orifices des vaisseaux
s'ouvrent, et le cœur attire facilement, par une large
voie, les matières contenues dans les vaisseaux
(veines caves et veines pulmonaires)[3]. Cette faculté

---

1. *De anatomicis administrat.*, l VII, § 12 et suiv. Éd. de Kühn,
t. II, p. 031 et suiv. Par une coïncidence assez étrange, Harvey a vu
un cas tout semblable.

2. On n'est pas d'accord sur le rôle des piliers charnus du cœur
dans la systole, et les opinions sont tout à fait divergentes. (Voyez la
note 2.) Leur rôle dans la diastole est bien décrit par Galien.

3. *Loc. cit.*, p. 432.

d'attraction du cœur sert aussi à fermer l'orifice de la veine artérieuse et de l'artère aorte[1].

Il y a une artère qui amène du poumon l'air dans le cœur (veine pulmonaire) et le rôle de cette artère est de rafraîchir le sang en lui envoyant sans cesse de l'air. Par suite de la communication qui existe entre les deux ventricules, par la cloison perforée, tout le sang est ainsi rafraîchi par l'air. C'est donc une erreur de penser avec Érasistrate que le cœur attire l'air par l'aorte : en effet, d'une part, les valvules sigmoïdes s'y opposent, et, d'autre part, la pénétration de l'air dans le corps se fait par le poumon[2]. Nous voyons en effet que, lorsque la température s'accroît, comme dans les fièvres chaudes, la respiration est plus accélérée, ce qui tient évidemment à ce qu'il est nécessaire de rafraîchir le sang[3]. Les animaux sont comme les flammes, et, ayant besoin d'air frais et non corrompu, meurent dans un air chaud et corrompu : comme les flammes, ils meurent lorsqu'il y a absence d'air[4].

Cependant les mouvements du cœur ne dépendent pas des mouvements respiratoires. On peut le démontrer en faisant une expérience sur soi-même. Il suffit de respirer rapidement plusieurs fois de suite, de manière à pouvoir rester quelque temps

1. Loc. cit., p. 437. Trad. Daremberg.
2. De utilitate respirationis. Éd. Kühn, t. IV, p. 476.
3. Ibid., p. 484.
4. Lavoisier a le premier montré que cette comparaison entre un animal vivant et une flamme était rigoureusement exacte.

sans respirer. Cependant les mouvements du cœur subsisteront; et on les verra persister même alors qu'on sera déjà suffoqué par le défaut de respiration[1].

Les mouvements du cœur sont aussi indépendants du cerveau. Les rapports du cœur au cerveau s'établissent par les veines jugulaires, les artères carotides et les nerfs accolés à ces artères. On peut (pour éviter l'effusion du sang) lier les vaisseaux et couper les nerfs, sans modifier les battements du cœur : toutes les artères continueront à avoir des pulsations, sauf les artères de la tête qui sont placées au-dessus de la ligature et séparées du cœur. L'animal perdra la voix, mais continuera à sentir et à penser. Par conséquent le cerveau est indépendant du cœur, comme le cœur du cerveau[2]. Ainsi le cœur est le principe du mouvement des artères; le cerveau est le principe du mouvement volontaire. Sur les animaux qu'on sacrifie dans les fêtes religieuses, on voit que, même lorsque le cœur est arraché de la poitrine et placé sur l'autel, l'animal continue à respirer, à crier, à se débattre, jusqu'à ce qu'ayant perdu tout son sang il tombe inanimé. Au contraire, les taureaux à qui on a coupé l'origine de la moelle épinière, à la première vertèbre cervicale, non seu-

---

1. *De utilitate respirationis.* Éd. Kühn, t. IV, p. 479.
2. Si les artères vertébrales étaient interceptées comme les carotides, on ne pourrait plus observer cette intégrité des fonctions du cerveau.

lement ne peuvent pas courir, mais tombent, ayant
perdu la respiration ; cependant le cœur et les artères,
mues par le cœur, continuent à battre[1]. C'est donc
à tort qu'Aristote dit que le cœur est l'origine des
nerfs. L'origine des nerfs est le cerveau, tandis que
le cœur est l'origine des artères[2].

Pour que le cœur puisse se mouvoir, il faut de
la chaleur. Si on enlève le sternum à un animal, puis
le péricarde, on peut voir que le cœur continue à se
mouvoir, si on lui conserve sa chaleur naturelle ;
mais si on le refroidit par de l'eau froide, ou par
tout autre procédé, immédiatement le cœur s'arrête.
D'ailleurs, sur un animal qui vient de mourir, on
sent que la chaleur du cœur est plus considérable
que celle de toute autre partie du corps, et principalement la cavité du ventricule gauche est très
chaude[3].

Cette chaleur produite par le cœur est envoyée
par lui dans les artères ; mais il en passe une certaine partie dans les veines, ainsi que le savent les
médecins qui dans les plaies des membres ont dû
lier des veines pour éviter des hémorrhagies : on
constate alors le refroidissement du membre[4].

Les aliments introduits dans le tube digestif sont

1. *De doctr. Hippocratis*, etc., l. I, p. 192 et suiv.
2. *De doctr. Hippocratis*, etc., l. II, t. V. Éd. Kühn, p. 263 et
suiv.
3. *De usu pulsuum. Ibid.*, t. III, p. 157.
4. *Ibid.*, p. 160.

modifiés d'abord dans l'estomac, puis dans les intestins; de là, par les veines, ils vont au foie qui les élabore en second lieu. Du foie, les aliments sont attirés dans le cœur par la veine cave. Il y a donc trois modifications subies par les aliments avant d'être transformés en sang parfait, d'abord dans les intestins, ensuite dans le foie, en dernier lieu par le cœur qui leur donne sa chaleur propre, en même temps qu'il les rafraîchit à l'aide de l'air qui vient du poumon[1]. Les veines n'ont donc pas leur principe dans le cœur, mais dans le foie[2]; car elles battraient comme les artères, si elles partaient du cœur. Cependant sur un animal dont on a enlevé l'appendice xiphoïde, on voit battre non seulement l'oreillette droite, mais encore la veine cave qui s'y rend (c'est une exception entre toutes les veines)[3].

Dans les diverses parties du corps, il y a des anastomoses entre les veines et les artères; en effet, si on ouvre une grosse artère chez un animal, comme un bœuf, un porc, un singe, un âne, etc., non seulement les artères se vident, mais encore les veines[4].

Érasistrate a prétendu que le cœur ne contient pas de sang : mais c'est un menteur et un impudent,

1. *De doctr. Hippocratis et Platonis,* l. VI, t. V, p. 534, et *OEuvres de Galien.* Trad. Daremberg, p. 281 et suiv. *De usu partium,* l. IV, §§ 3, 4 et 5.

2. *Ibid.,* l. VI, t. V, p. 560 et suiv.

3. Cette observation est très exacte. *Ibid.,* p. 563.

4. *De usu pulsuum,* t. V, p. 105.

car si on plonge un stylet, même très fin, dans le cœur, quelque rapidité qu'on mette à faire cette opération, on fera toujours couler du sang; par conséquent le ventricule gauche est plein de sang [1]. Ὦ δῆλον ὡς πλήρης ἐστίν αἵματος ἡ ἀριστερὰ κοιλία. De là à conclure que le cœur ne contient pas d'air, mais seulement du sang, il n'y a qu'un pas à faire. Pourquoi Galien, après avoir si bien prouvé à Érasistrate que les artères ne contiennent pas d'air, faisant la même expérience sur le ventricule, ne tire-t-il pas la même conclusion?

Si nous essayons maintenant de nous faire une idée générale de la théorie galénique de la circulation du sang, nous arrivons à la formuler ainsi [2] :

1° Le ventricule gauche en se contractant chasse le sang pneumatisé dans les diverses artères du corps : par suite de la disposition des valvules sigmoïdes, ce sang ne peut revenir en arrière. — Il est assez difficile de comprendre ce que dit Galien sur cette émission du sang du cœur; en effet il dit tantôt le sang, tantôt le pneuma, tantôt le mouvement [3]. Il y a dans le cœur, dit-il, quatre orifices : chaque ventricule en possède deux. Dans le ventricule gauche, il y a un orifice par où le pneuma vient du poumon, et un autre orifice par où il sort

---

1. *De doctr. Hippocratis*, etc., l. I, t. V, p. 184.
2. Pour ce qui concerne la circulation chez le fœtus, je renvoie à *l'Histoire de la découverte de la circulation du sang*, par Flourens, 2e éd., p. 55 et suiv.
3. Αἷμα, πνεῦμα, σφύγμος.

a. Artère aorte se divisant en une multitude de branches et distribuant aux parties le sang pneumatisé et la chaleur.

b. Anastomoses des artères et des veines.

c. Foie.

d. Estomac d'où partent les aliments modifiés pour se rendre au foie par la veine porte *e*.

f. Veines partant du foie pour se rendre aux diverses parties du corps et y distribuer le sang.

g. Veine cave apportant au cœur les aliments, déjà presque complètement transformés en sang par le foie.

h. Cloison interventriculaire, qui fait communiquer les ventricules droit et gauche et permet au sang alimentaire de passer dans la cavité gauche, au pneuma de passer dans la cavité droite.

i. Oreillette gauche, dépendant de la veine pulmonaire *m*. Le cœur attire l'air du poumon, mais en même temps, par suite de l'insuffisance normale de la valvule de ce côté, les humeurs corrompues sont souvent chassées par là dans le poumon en sens inverse [1].

l. Ventricule gauche plein de sang spiritueux, et de pneuma.

m. Veine pulmonaire qui apporte l'air du poumon.

n. Poumon.

o. Artère pulmonaire, plus petite que la veine cave, qui nourrit le poumon.

p. Ventricule droit. Une partie du sang qui y pénètre par la veine cave se rend dans l'artère pulmonaire; l'autre partie se rend par la cloison perforée dans le ventricule gauche.

---

1. *De usu partium*, VI, § 15, p. 437. Édit. Daremberg, t. I.

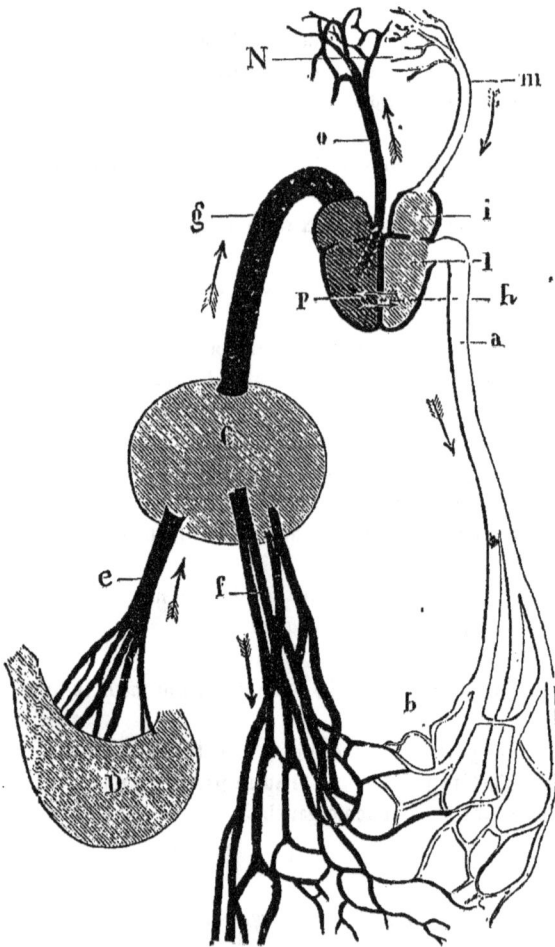

Schéma destiné à faire comprendre les théories de Galien
sur la circulation du sang.

du cœur dans l'aorte[1], c'est ainsi que la chaleur et le sang sont distribués aux parties.

2° Les aliments introduits dans l'estomac, modifiés par cet organe, vont par la veine porte dans le foie, et par la veine cave dans l'oreillette droite du cœur.

3° Le foie est le centre des veines du corps et distribue le sang aux parties. Il y a donc deux sangs d'espèce bien différente. Le sang qui est dans la cavité droite du cœur est le même que celui qui est dans toutes les veines et dans le foie. Le sang qui est dans la cavité gauche est le même que celui qui est dans toutes les artères[2]. Ce dernier sang est ténu et subtil, tandis que l'autre est plus épais et plus lourd[3].

4° Le sang alimentaire, apporté au cœur droit par la veine cave, se mélange au sang pneumatisé, grâce à la perforation de la cloison ventriculaire. Une partie de ce sang va au poumon pour nourrir ce viscère, une autre partie va dans le ventricule gauche pour se mélanger à l'air, se pneumatiser, pour être ensuite, de là, lancé dans tout le corps.

Dans le ventricule droit il y a deux orifices : par l'un, le cœur reçoit le sang du foie; par l'autre, il envoie le sang dans le poumon[4].

1. *De doctrinis Hippocratis*, etc., l. VI, t. V, p. 551.
2. *Ibid.*, t. V, p. 537.
3. *OEuvres*, Trad. Daremberg, p. 441 et *passim*.
4. *Ibid.*, p. 551. Εἰς τὸν πνεύμονα αἷμα φερόμενον τέ καὶ διανεμόμενον. C'est dans le livre VI du traité intitulé ainsi : Περὶ τῶν καθ' Ἱπποκράτην

5° Il y a des anastomoses entre les veines et les artères.

6° Le cœur tire son mouvement de lui-même, et il est indépendant du cerveau et de la respiration.

Ainsi, guidé par l'observation anatomique des valvules sigmoïdes et des valvules auriculo-ventriculaires du cœur, Galien a compris, non la circulation en général, mais *la circulation du cœur*. Le schéma suivant rendra peut-être plus claire sa doctrine, qui, même pour lui, était encore souvent bien confuse.

Quelles sont donc les erreurs qui, obscurcissant la vérité aux yeux de l'illustre physiologiste de Pergame, l'ont empêché de découvrir la circulation du sang? et ici nous ne voulons pas parler des erreurs doctrinales, mais simplement des erreurs expérimentales, des erreurs de fait, car nous tenons à nous placer toujours au point de vue de la physiologie expérimentale.

1° *La cloison interventriculaire fait communiquer les deux ventricules.* — Erreur fondamentale, incompréhensible, que l'examen le plus superficiel aurait fait éviter. Cette perforation n'existe pas : pourtant, au moyen âge, tous les anatomistes l'ont vue et décrite. C'est Servet, c'est Vésale, qui ont renversé ce dogme baroque.

2° *La veine pulmonaire envoie de l'air au cœur.* —

καὶ Πλάτωνα δογμάτων βίβλιον, et dans le livre VI du célèbre traité : Περὶ χρείας μωρίων, que se trouvent exposées les principales opinions de Galien sur la circulation.

Comme, sur le cadavre, la veine pulmonaire contient du sang, Galien a eu recours à une série d'hypothèses ingénieuses, mais absurdes (reflux par la valvule tricuspide, exhalation de sang vicié par la veine pulmonaire). — C'est la malheureuse expérience d'Aristote qui est cause de tout ce dégât. En insufflant l'air dans la trachée, il a vu l'air pénétrer dans le cœur : Galien admet le fait sans chercher à le contester. Il est possible, à la rigueur, que, sur un poumon à demi putréfié, en soufflant avec beaucoup de force de l'air dans la trachée, on fasse passer de l'air dans les rameaux de la veine pulmonaire et dans le cœur : mais en tout cas c'est un fait anormal et qui ne saurait excuser ni Aristote ni Galien. L'idée du passage de l'air (πνεῦμα) dans la veine pulmonaire est la pierre d'achoppement des anciens. Le sang arrive au poumon par l'artère pulmonaire. L'air arrive au cœur par la veine pulmonaire. Voilà ce que Galien répète sans cesse. Que faut-il pour que la petite circulation soit découverte? Il suffit de remplacer le mot air (πνεῦμα) par le mot sang aérifié. Et pour arriver à cette vérité si simple, il aurait suffi de prouver que la veine pulmonaire, comme les artères du corps, ne contient pas de l'air, mais du sang.

3° *Le mouvement des artères est dû, non à l'impulsion du sang, mais à l'ébranlement de leurs tuniques.* — C'est encore une expérience mal faite qui conduit à cette erreur, l'expérience du tube creux

placé dans l'artère. Les artères ont un mouvement
de dilatation et un mouvement de locomotion. C'est
ce dernier fait seulement que Galien a vu : mais il
l'a mal interprété, et, en ne tenant pas compte de
la dilatation des artères sous l'influence de l'impulsion du sang, il a passé à côté de la circulation
artérielle sans la voir. ·

4° *Dans les veines, le sang va du foie aux membres.*
— Césalpin et Harvey ont montré que le cours du
sang dans les veines était précisément en sens inverse, et que le sang dans les veines va des membres
au cœur.

Ainsi Galien n'a réellement connu ni la grande,
ni la petite circulation. Que de faits cependant il a
su démontrer!

Il a vu la circulation du sang alimentaire de l'intestin dans la veine porte, de la veine porte dans
le foie, de là dans la veine cave, de là dans les
cavités droites du cœur, de là dans l'artère pulmonaire et le poumon.

Il a vu que les artères sont pleines de sang,
qu'elles partent du ventricule gauche, que ce sang
est propre à la vie, pneumatisé, différent du sang
des veines, et qu'il est envoyé par le ventricule
gauche dans les membres.

Il a connu et décrit la structure et l'usage des
valvules du cœur : il a décrit la diastole et la
systole du cœur.

Il a montré que le cœur était indépendant du

cerveau et de la respiration; et ses expériences sur ce point sont d'une rigoureuse exactitude.

Tout le moyen âge vivra sur les idées de Galien, en les comprenant mal, en ne les comprenant pas. On ne prendra de lui que ses erreurs, ses théories; on oubliera ses expériences. Plus tard, après Harvey, on négligera l'œuvre de Galien : mais n'est-ce pas une injustice? Est-ce que le physiologiste grec, malgré toutes ses erreurs, n'a pas contribué à la connaissance de la physiologie du cœur, tout autant que Servet ou Harvey?

§ 2.

DES PRÉDÉCESSEURS DE HARVEY,
MICHEL SERVET, VÉSALE, COLOMBO, CÉSALPIN,
FABRICE D'ACQUAPENDENTE.

Le moyen âge après l'antiquité grecque, c'est la nuit après la lumière. Pendant treize siècles on ne connut ni l'anatomie, ni la physiologie. Les précieuses expériences de Galien étaient incomprises : ses théories seules étaient professées et commentées compendieusement.

C'est au xvi° siècle, en ce grand siècle de la Renaissance, que fut découverte la circulation du sang. En 1553 paraît le fameux ouvrage de Servet. Il faut cent ans pour que la découverte soit complètement divulguée ou acceptée. (Harvey meurt en 1649 sans avoir pu convaincre tous ses adversaires[1].)

L'homme qui a fait connaître au monde la circulation du sang a reçu de l'humanité une singulière récompense. Il a été brûlé en place publique. C'est ainsi que la religion réformée répondait à l'inquisi-

---

1. Sa réponse à Riolan date de 1649.

tion : œil pour œil, dent pour dent, le tout aux dépens des bienfaiteurs de l'humanité.

Ce Servet s'appelait peut-être Michel de Villeneuve, peut-être Michel Reves[1]. Toute son histoire est obscure : on a fait l'ombre sur lui. Il naquit en Aragon, mais étudia en France, à Toulouse, à Lyon, à Paris. Son livre date de 1553. Il n'en reste plus, dit-on, que deux exemplaires, l'un à la Bibliothèque nationale, l'autre à Vienne. Dans ce livre de théologie, il y a un passage que Flourens a reproduit[2], et où la circulation du sang est nettement indiquée : *A dextro ventriculo, longo per pulmones ductu, agitatur sanguis, a pulmonibus præparatur, flavus efficitur, et a venâ arteriosâ in arteriam venosam transfunditur. Ille itaque spiritus vitalis* (sang artériel) *a sinistro cordis ventriculo in arterias totius corporis deinde transfunditur.*

On conçoit l'importance historique de ce passage. Soixante-dix ans avant Harvey, la circulation est formellement indiquée, et cependant en général on dénie la gloire de cette découverte à Michel Servet. Il faut savoir jusqu'à quel point cette défaveur est justifiée.

La question peut se résumer ainsi : la découverte de Servet a-t-elle eu de l'influence sur l'œuvre de Harvey?

1. On trouvera de précieux documents dans *l'Histoire de la circulation* de Flourens, et dans un remarquable travail de M. Tollin, *Die Entdeckung des Blutkreislaufs durch Michael Servet.* — Iena, 1876.

2. *Loc. cit.*, p. 205 et suiv.

La réponse à cette question n'est pas douteuse.
Oui, c'est le livre de Servet qui a inspiré Vésale, Colombo, Césalpin et Harvey.

D'abord tous les exemplaires du livre de Servet
n'ont pu rester absolument inconnus à l'époque de
Servet. La *Christianismi Restitutio*, imprimée en
1553, existait déjà manuscrite en.1546 ; et sans
doute Servet, dans ses voyages à Bâle, à Paris, à
Lyon, surtout à Padoue, dut montrer le manuscrit à
ses amis et à ses maîtres en anatomie.

L'impression du livre commença en 1552 et fut
achevée le 3 janvier 1553. Mille exemplaires sont im-
primés. Le 27 octobre 1553, à Genève, Servet est
brûlé, et avec lui, deux exemplaires de son livre, l'un
manuscrit, l'autre imprimé. Est-il possible que les
999 exemplaires restants aient tous disparu? Un
grand nombre ont été brûlés à Vienne [1], d'autres à
Francfort-sur-le-Mein : mais combien ont été vendus?
combien ont été envoyés par Servet à ses amis de
Lyon, de Venise, de Bâle et de Padoue? voilà ce qu'on
ne saura jamais exactement : en tout cas, il serait
bien invraisemblable de supposer que les deux seuls
exemplaires qui nous restent de la *Restitution du
Christianisme* aient été les seuls qui, au XVIᵉ siècle,
aient échappé au fanatisme religieux.

Nous allons voir en effet qu'à Padoue [2], les anato-

1. Voy. Tollin, *loc. cit.*, p. 34.
2. D'après M. Tollin, c'est Matteo Gribaldo et Leleo Socini, disciples
de Servet au point de vue des dogmes religieux, qui, venant se fixer

mistes et les physiologistes, pendant un demi-siècle,
font une série de découvertes contenues dans le livre
de Servet.

D'abord Servet a dit le premier, contrairement à
l'opinion d'Aristote et de Galien, que la cloison du
cœur n'est pas perforée : *Paries ille medius, non est
aptus ad communicationem et elaborationem (sanguinis) licet aliquid resudare prossit.* Flourens admet
que Vésale a le premier découvert la non-perforation
de la cloison interventriculaire[1]. Mais M. Tollin a bien
montré que dans la première édition de Vésale, le
passage où il est question de l'imperforation de la
cloison n'existe pas[2] ; c'est seulement dans l'édition
de 1555, deux ans après la publication de la *Restitution du Christianisme,* que Vésale ose dire que la
cloison n'est pas percée. Ainsi voilà la première
erreur de Galien relative à la communication des
deux ventricules renversée, et cela, non par Vésale,
mais par Servet.

Et si Vésale ne parle pas de Servet, c'est qu'en
ces temps d'intolérance universelle, soutenir les doctrines d'un aussi grand hérétique était un péché
véritablement mortel. On sait que, malgré toutes ces
précautions, Vésale n'échappa pas à l'inquisition. Un
si illustre anatomiste devait être un homme dange-

à Padoue en 1554, ont répandu dans cette ville les idées physiologiques du maître.

1. *Loc. cit.,* p. 22.

2. M. Tollin, *loc. cit.,* p. 20. Vésale, *De humani corporis fabrica,*
Bale, 1543, l. VI, § 15, p. 599.

reux. On l'accusa d'avoir ouvert le corps d'un vivant ;
on l'envoya en Terre Sainte pour faire pénitence, et
au retour il mourut dans un naufrage.

Quelques années après la mort de Michel Servet,
Rea'do Colombo décrit avec une très grande exactitude la circulation pulmonaire [1] ; mais ses expressions
sont celles de Servet. En mettant les deux textes en
regard, on voit bien que ce qu'il sait de la petite circulation est textuellement ce qu'a écrit Servet. Comment
donc ose-t-il dire en parlant de la petite circulation
(du ventricule droit à l'oreillette gauche à travers
le poumon) : *Quod nemo hactenus* (c'est-à-dire avant
moi, 1559) *aut animadvertit aut scriptum deliquit.*
Est-ce par crainte de l'inquisition, ou par déloyauté
scientifique [2]? Car, je le répète, il est évident que Colombo a copié Servet, ce qui n'a rien d'étonnant,
puisque nous avons vu les disciples théologiens et les
amis de Servet se réfugier en Italie, à Padoue notam-
ment, et à Venise.

Voilà donc la seconde erreur de Galien, ou plutôt
l'erreur d'Aristote acceptée par Galien, le passage
de l'air dans la veine pulmonaire, définitivement renversée, par Servet d'abord, puis par Colombo qui
copie Servet : de sorte que, pour ce qui concerne la
petite circulation, Harvey n'a rien inventé. Le livre de

---

1. *De re anatomicâ*, 1559.
2. Colombo fit, en 1556, l'autopsie de saint Ignace, à Rome. Cela
semble indiquer qu'il était bien vu du clergé. Il est tout naturel qu'il
ait redouté la lutte avec ses protecteurs.

Colombo a eu plusieurs éditions (1559, 1572, 1590).
Il était classique à Padoue, et d'ailleurs, Harvey en
parle [1] ; mais sans reconnaître à la découverte de
Colombo (ou plutôt de Servet) toute l'importance
qu'elle mérite [2]. Dans les objections, si souvent
ridicules, que Primerose fait à Harvey, il lui reproche de ne pas faire autre chose que de repro-
duire sans preuves nouvelles l'opinion de Colombo.
*Illam sanguinis traductionem quam Columbus pri-
mum excogitavit, tu asserere coneris, sed eam non
probas* [3].

C'est à ces deux grandes découvertes que se
borne la gloire de Servet. Certes elles suffisent pour
illustrer un homme : cependant il n'est pas absolument certain que Servet ait compris toute la circulation, et en particulier le retour du sang au cœur par
les veines. Comme Galien, il sait que l'aorte envoie
du sang aux membres, mais ce qu'il ne dit nulle part,
c'est que ce sang envoyé dans les membres par les
artères retourne au cœur par les veines. C'est un
homme de génie, aussi grand que Michel Servet et
Harvey, André Césalpin, qui découvre la circulation

---

1. *De circulat.*, § VIII.

2. Voici le passage où Colombo expose la circulation pulmonaire :
«"Sanguis per arteriosam venam ad pulmonem fertur, ibique attenua-
tur; deinde cum aere unâ per arteriam venalem ad sinistrum cordis
ventriculum defertur. » — Cité par Flourens, *loc. cit.*, p. 30. — Voy.
aussi le mémoire de M. Tollin qui met en regard les expressions de
Servet et celles de Colombo. *Loc. cit.*, p. 39.

3. G. Harveii de motu cordis cum refutationibus. Leyde, 1639,
l. II, p. 39.

générale. C'est même lui qui prononce le premier[1] le mot de circulation (1569).

Césalpin observe ce qui se passe dans les veines lorsqu'on lie le bras : et il voit que les veines se remplissent au-dessous, non au-dessus de la ligature. Il en serait tout autrement, dit-il, si le mouvement du sang dans les veines était dirigé du cœur aux viscères et aux membres.

Aussi, comme d'une part la circulation pulmonaire était connue (depuis Servet et Colombo) ; comme d'autre part le cours du sang dans les artères avait été mis en lumière par Galien (sauf certaines erreurs de détails), Césalpin, en découvrant la direction du sang dans les veines, complète le circuit et démontre la circulation tout entière.

« Le sang, dit-il, conduit au cœur par les veines, y reçoit sa dernière perfection, et, cette perfection acquise, il est porté par les artères dans tout le corps. » — « On ne pouvait mieux concevoir, dit Flourens, la circulation générale, ni la mieux définir dans une phrase aussi courte[2]. »

Pourquoi Césalpin, qui professait à Pise, ne parle-t-il pas de Colombo qui professait tout près de là, à

1. C'est en 1569 que paraît la première édition des *Questionum peripateticarum*, l. V.

2. *Loc. cit.*, p. 34. — Il y a un passage de Césalpin qui est plus explicite encore : « Ex venâ cavâ intromissio fit in cordis ventriculum dextrum, unde patet exitus in pulmonem : ex pulmone praeterea ingressum esse in cordis ventriculum sinistrum, ex quo patet exitus in arteriam aortam. Sic enim perpetuus quidam motus est ex venâ cavâ per cor et pulmones in arteriam aortam. »

Padoue? Pourquoi ne cite-t-il pas le livre de Servet qui lui était certainement connu? Peut-être faut-il voir dans ce silence la crainte des persécutions religieuses? Malgré ces précautions, Césalpin n'échappa pas à la calomnie. On l'accusa d'athéisme, et, s'il n'avait pas été le médecin, et à ce titre le protégé du pape Clément VIII, peut-être aurait-il expié la hardiesse de ses doctrines.

Quoi qu'il en soit, ce qu'il faut retenir de l'œuvre de Césalpin, c'est cette expérience, ou plutôt cette observation fondamentale relative à la circulation du sang dans les veines. Cette découverte suffirait à sa gloire : car c'est le fondement de la théorie de la circulation, et une grande partie de l'ouvrage de Harvey est consacrée à la démonstration de ce fait, que les veines ramènent le sang au cœur, contrairement à l'idée de Galien et des anciens.

Quelque temps après, Jérôme Fabrice d'Acquapendente fit une découverte anatomique à peu près aussi importante que l'observation physiologique de Césalpin. Il découvrit les valvules des veines (1574) et montra qu'elles étaient dirigées vers le cœur et facilitaient le cours du sang dans ce sens [1].

De là à conclure, avec Césalpin, que le sang dans

---

1. Voy. Flourens, *loc. cit.*, p. 36 et 132. — Il est juste d'ajouter que Charles Estienne, le frère du célèbre imprimeur Robert Estienne, avait décrit, en 1545, les valvules de certaines veines. D'autres auteurs paraissent avoir aussi fait des remarques analogues; mais ces observations incomplètes ne diminuent pas la gloire de Fabrice d'Acquapendente. Voy. à ce sujet Milne-Edwards. *Leçons sur la Physiol.*, etc., t. III, p. 21.

les veines revient au cœur, il n'y a qu'un pas, assurément, peu difficile à faire ; cependant cette conclusion, Fabrice d'Acquapendente ne l'a point énoncée. C'est son élève, W. Harvey, qui devait la formuler, quarante ans plus tard, avec une précision admirable.

Tels sont, en réalité, les prédécesseurs immédiats de Harvey. Servet montre que la cloison du cœur n'est pas perforée et découvre la petite circulation. Colombo vulgarise la doctrine de Servet (qu'il ne cite pas) et la propage dans un livre qui se répand rapidement, en sorte que tous les savants de l'époque le lisent et l'étudient. Césalpin démontre que le sang des veines va au cœur, et Fabrice d'Acquapendente trouve dans les veines des valvules qui facilitent la direction du sang veineux vers le cœur [1].

Toutes ces découvertes, antérieures à Harvey, ne

1. Outre ces auteurs illustres, on peut citer encore, depuis la publication du livre de Servet jusqu'à celle du livre de Harvey (1553-1629), bien des écrivains obscurs qui ont écrit sur la circulation du sang. Flourens a montré (*loc. cit.*, p. 39) que Le Vasseur n'avait rien dit qui ne fût dans Galien. Relativement au P. Sarpi, il est clair qu'il n'a pas découvert les valvules; mais il parle d'un grand secret qu'il ne faut révéler à personne : et on peut, avec M. Tollin, supposer qu'il s'agit de la circulation du sang découverte par Servet (*loc. cit.*, p. 45,) et regardée comme un secret diabolique, émanant de Servet l'hérésiarque et le confident du diable. Carlo Ruini (de Bologne), dans un *Traité de l'anatomie du cheval*, parle de la circulation pulmonaire, comme Servet et Colombo (Flourens, p. 255), en 1598. Il en est de même d'Eustachio Rudio, professeur à Padoue, qui parle aussi de la circulation pulmonaire en 1600; de Jean de Valvédre (*Anatome corporis humani*, 1550), et de beaucoup d'autres dont je n'ai pas à citer les noms; car la question historique est jugée. Il est impossible de ne pas remarquer quelle part importante les anatomistes italiens, et spécialement l'école de Padoue, ont à la découverte de la circulation du sang, et il faut ne pas oublier qu'Harvey étudia pendant quatre ans à Padoue.

diminuent pas la gloire de ce grand homme. Il n'y a
que bien peu de découvertes jaillissant tout entières
du cerveau d'un seul homme, comme Minerve sortit
tout armée du front de Jupiter. Elles sont préparées,
mûries, pressenties depuis longtemps ; puis un
homme arrive, qui réunit les faits épars, reprend,
discute, éclaircit les idées confuses de ses prédécesseurs inconscients et enfin établit la vérité. Tel a
été le rôle de Harvey. Certes, parmi les élèves de
Fabrice à Padoue, plus d'un, qui connaissait les valvules et la circulation pulmonaire, qui avait lu Servet, Colombo, Césalpin, a dû penser à la circulation, imaginer cette chose magnifique, le circuit
perpétuel du sang, des artères aux veines, des
veines au cœur, du cœur au poumon, du poumon au
cœur et aux artères. Nul n'a fait le livre que Harvey
a écrit en 1629.

Ce qui constitue surtout la valeur de ce livre, *le
plus beau de la physiologie*, dit Flourens, c'est que c'est
un adieu définitif aux théories, aux dissertations théo-
logiques, métaphysiques, scolastiques. Harvey ne croit
qu'à l'expérience, au phénomène visible, expérimen-
tal : c'est là sa supériorité sur Servet. Entre la *Christianismi Restitutio* et le traité *De circulatione sanguinis
et motu cordis*, il y a l'abîme qui sépare, au point de
vue scientifique, le moyen âge de l'ère moderne [1].
Servet ne fait pas d'expérience : il dit que le sang

1. Le *Novum organum* apparut en 1620. Ce n'est que neuf ans
après que parut le *Traité de la circulation du sang*. Toutefois, depuis

de l'artère pulmonaire va au poumon, puis retourne au cœur ; mais il n'en donne pas la preuve. La seule expérience précise des prédécesseurs de Harvey est celle de Césalpin : la veine, étant comprimée, se gonfle au-dessous, non au-dessus de la compression. Quant à Harvey, à chaque instant, il fait des observations, des expériences. Les opinions d'Aristote ou de Galien lui importent peu : il regarde le cœur qui se contracte, les veines qui se vident du côté du cœur, il suppute la quantité de sang passant en un moment donné soit dans les artères, soit dans les veines. Servet, Ruini, Colombo, Césalpin ont conçu la circulation. Harvey l'a démontrée.

Non seulement Harvey est le premier qui ait prouvé la circulation du sang, mais c'est encore celui qui l'a vulgarisée. Jusque-là les érudits seuls connaissaient les écrits de Servet, de Césalpin, de Fabrice même. Après Harvey, on ne peut passer la doctrine de la circulation sous silence. Protestants et catholiques seront impuissants à l'étouffer et à la livrer aux flammes, comme ils ont fait pour la *Restitution du christianisme*. Rapidement l'ouvrage de Harvey se propage : les réfutations, les objections se présentent de toutes parts. L'idée de la circula-

douze ans au moins, Harvey professait la théorie de la circulation. L'œuvre de Bacon n'a donc pas eu, vraisemblablement, d'influence immédiate sur l'esprit de Harvey. Néanmoins il faut remarquer ces deux dates. Le *Novum organum* est pour ainsi dire l'apothéose de la méthode expérimentale. Le livre de Harvey fait mieux : il en démontre les avantages.

tion du sang, émise, comme nous l'avons dit plus
haut, par Servet et Césalpin, n'est plus spéciale
à un petit groupe d'anatomistes de Padoue : elle
entre dans le domaine général et, à partir de 1629,
s'impose à toutes les doctrines médicales, à toutes
les recherches physiologiques [1].

Nous ne suivrons pas les objections que Riolan,
Parisanus, Primerose, Guy-Patin et autres ont faites
à Harvey : elles n'ont plus qu'un intérêt historique, et
même un médiocre intérêt : d'ailleurs à la fin de ce
livre on en trouvera quelques-unes : en somme elles
ne méritent que peu d'attention.

Peut-être me sera-t-il permis d'indiquer quels
sont les principaux progrès qui, depuis Harvey, ont
été faits relativement à la circulation du sang.

1° Il y a dans l'organisme des vaisseaux qui sont
différents des veines et des artères, ce sont les chy-
lifères et les lymphatiques : le chyle et la lymphe

1. La vie de Harvey peut se résumer en quelques mots. Il naquit à
Folkestone dans le comté de Kent, le 1er avril 1578. Il fit ses premières études à Canterbury, près de Cambridge (mai 1593). En 1598,
il alla à Padoue et revint en Angleterre en 1602. Membre du Collège
of Physicians de Londres en 1604, il fut, en 1609, nommé médecin
de l'hôpital Saint-Barthélemy. Il enseigna l'anatomie au collège royal,
et, dès 1615, il professait déjà la circulation du sang. Médecin du roi
Charles Ier, il partagea les vicissitudes politiques de son souverain. La
populace de Londres, pendant la guerre civile, pilla son logement et
détruisit un manuscrit où il traitait de la génération des insectes. Il
n'eut pas d'enfants et mourut, en 1657, à l'âge de quatre-vingts ans.
Comme médecin, il avait une clientèle considérable. Il paraît que la
publication de son livre sur la circulation diminua brusquement sa
clientèle et lui fit perdre beaucoup d'argent. La postérité l'a suffisamment récompensé.

se trouvent amenés par ces conduits des extrémités
de l'intestin et du corps dans le système veineux
général. — C'est la grande découverte d'Aselli (1622)
fécondée par les découvertes de Pecquet (1648), de
Rudbeck (1650) et de Bartholin (1651).

Ces illustres investigateurs étaient les contemporains de Harvey ; mais ce dernier — par malheur pour
sa gloire — n'accepta pas leurs découvertes et les
traita aussi injustement qu'il avait été traité lui-même.

2° Si le sang veineux, noir, devient rouge dans
le poumon, c'est qu'il a subi l'action de l'air (Lower,
Tractatus de corde, 1740). Cette action est une action
chimique, et elle est due à un des éléments de l'air,
à l'oxygène. C'est l'immortelle découverte de Lavoisier (1779-1789).

3° Les vaisseaux, artères, veines et capillaires
peuvent se contracter sous l'influence des nerfs. Le
système nerveux tient donc sous sa dépendance la
circulation, à la fois par les nerfs du cœur (Legal-
lois, 1811), et par les nerfs vaso-moteurs (Claude
Bernard, 1849).

4° Enfin, pour ce qui concerne la méthode d'in-
vestigation, la méthode graphique due aux physiologistes contemporains permet d'étudier avec la plus
grande précision tous les mouvements du cœur et
les phénomènes mécaniques de la circulation[1].

1. Beaucoup de livres ont été écrits sur l'histoire de la découverte
de la circulation du sang. Tout le monde connaît le livre de Flourens.
J'ai cité plus haut le mémoire de M. Tollin, et le chapitre excellent

que M. Milne-Edwards consacre à Harvey dans ses *Leçons sur la physiologie*, etc. Je noterai seulement quelques mémoires récents. — Ercolani, *Curiosita storiche e Carlo Ruini*. Bologne, 1873. — Ceradini, *Qualche appunto storico-critico intorno alla scoperta della circolazione del sangue*. Gênes, 1875. — Geoffroy, *Essai sur l'anatomie et la physiologie d'Aristote*. Th. inaugur, Paris, 1878. — Da Costa, *Harvey and his Discovery*. Philadelphie, 1879. — Willis, *William Harvey : a history of the discovery of the circulation*. Londres, 1878. — Gaskin, *Harvey and the Spanish anatomist*. *Med. Times and Gaz*, 1878, II, p. 457 et 595. — Paquelin, *Rabelais et la circulation*. *Revue de littér. médic.*, 1878, p. 499. — Ceradini, *Solla scoperta della circulazione del sangue*. *Lo sperimentale*, XXXVII, p. 251.

TRAITÉ ANATOMIQUE

SUR LES

MOUVEMENTS DU COEUR

ET DU SANG

CHEZ LES ANIMAUX

PAR

GUILLAUME HARVEY, ANGLAIS,

Médecin du roi
et Professeur d'anatomie au Collège des médecins de Londres.

DÉDICACE

AU SÉRÉNISSIME ET INVINCIBLE

CHARLES

ROI DE GRANDE-BRETAGNE, DE FRANCE ET D'HYBERNIE,

DÉFENSEUR DE LA FOI,

O Roi sérénissime,

Le cœur des animaux est le principe de la vie, le directeur de toutes les parties, le soleil du microcosme, l'organe d'où dépendent l'existence, la vigueur et la force de l'être. Pareillement le roi est le soutien de ses royaumes, le soleil de son microcosme, le cœur de l'État, celui de qui vient toute puissance, de qui émane toute grâce. Ce livre qui traite des mouvements du cœur, j'oserai donc, comme c'est la coutume aujourd'hui, l'offrir à Votre Majesté : car les institutions humaines sont faites à l'image de l'organisme de l'homme, et le roi est à l'État ce que le cœur est à la vie humaine. Il n'est pas inutile à un roi de connaître son propre cœur, car son cœur est comme un modèle divin de sa puissance, si du moins il est permis de com-

parer les grandes choses aux petites. Ainsi vous pourrez,
sire, vous qui êtes placé au faîte des choses de ce monde,
en connaissant le souverain principe du corps, admirer
en lui l'image de votre pouvoir. Accueillez donc, je
vous en prie humblement, roi sérénissime, avec votre
bienveillance accoutumée, ce travail nouveau sur les
fonctions du cœur, vous, la splendeur nouvelle et vrai-
ment le cœur de ce siècle, prince plein de vertu et de
bonté, vous à qui nous reportons à bon droit tout ce que
notre Angleterre a de gloire, tout ce que notre vie a
d'utile.

De votre auguste Majesté,
le très dévoué serviteur,

GUILLAUME HARVEY

*J'ai déjà souvent exposé dans mes leçons ma nou-
velle théorie sur le mouvement et les fonctions du cœur.
Il y a neuf ans et plus que je l'ai confirmée devant vous
par des expériences directes, complétée par des raisonnements et des arguments, défendue victorieusement
contre les objections des plus illustres et des plus habiles
anatomistes. Elle était désirée par tous, réclamée par
plusieurs : voici que je la mets en pleine lumière dans
ce livre. Toutefois, je produirais mon ouvrage avec
bien moins d'espoir dans son succès, si je ne vous l'avais
d'abord confié, et si je ne pouvais vous appeler en témoignage, pour toutes les observations à l'aide desquelles
je cherche la vérité et je réfute l'erreur. Vous avez, en
effet, vu mes vivisections, vous avez, avec une bonne foi
complète, assisté, en les approuvant, à ces expériences
dont je démontre aujourd'hui publiquement la réalité.*

*Dans ce livre, je suis seul à affirmer que le sang
revient sur lui-même, contrairement à l'opinion géné-*

rale, admise et démontrée par un grand nombre de savants illustres. Je craignais donc grandement, même après avoir perfectionné mon livre pendant plusieurs années, d'être taxé d'arrogance, en le confiant au public. Cependant, je vous ai d'abord présenté mon œuvre, je l'ai confirmée devant vous par l'anatomie, j'ai répondu à vos doutes et à vos objections; et l'opinion de votre savant président m'a été favorable. Je suis persuadé que si j'ai pu soutenir ma théorie devant vous, devant notre collège, si riche en savants éminents, je n'ai plus guère à redouter les autres objections.

Par amour de la vérité, vous m'avez encouragé, ce qui a été ma principale consolation. Aussi j'espère que ceux qui aiment la science comme vous feront de même. Les vrais philosophes, en effet, ceux qui sont enflammés par l'amour de la vérité et de la science ne se trouvent jamais si σοφοός, et si pleins de science, et si convaincus d'avoir raison, qu'ils ne donnent une place à la vérité, quelle que soit son origine. Il n'y a pas d'esprit assez étroit pour croire que chaque art ou chaque science nous ont été légués par les anciens dans un état de perfection absolue, telle que rien ne reste plus au génie et aux efforts de leurs successeurs.

Au contraire, presque tous les philosophes reconnaissent que ce que nous savons est une petite part de ce que nous ignorons. Ils ne sont pas assez asservis à la tradition et aux vieilles doctrines, pour perdre leur liberté et ne pas ajouter foi à leurs propres yeux. Ils ne jurent pas assez sur la parole de leurs maîtres, les

anciens, pour abandonner publiquement, et aux yeux
de tous, la vérité chérie. Ils pensent au contraire que si
la vaine crédulité accepte tout à première vue, c'est
être insensé que de se refuser à voir ce qui est visible,
et reconnaître la lumière en plein jour. Ils enseignent
qu'il faut repousser aussi bien les fables des poètes et
les aberrations de la foule, que la doctrine des scep-
tiques. De même tous les hommes consciencieux, bons,
honnêtes, ne se laissent pas envahir par la passion de la
colère ou de l'envie au point de ne pas écouter avec
sang-froid ce qu'on dit en faveur de la vérité, et de
repousser une démonstration exacte. Ils ne trouvent pas
honteux de changer d'avis si la vérité appuyée sur une
démonstration évidente les y engage. Ils ne se croient
pas déshonorés pour abandonner une erreur, quelque
ancienne qu'elle soit; ils savent que l'erreur est chose
humaine, que le hasard peut révéler bien des faits nouveaux, que tout le monde peut trouver à apprendre
chez autrui, le vieillard chez le jeune homme, l'homme
intelligent chez l'imbécile.

Dans ce traité, mes chers collègues, je n'ai pas
voulu rapporter en détail les noms des anatomistes
divers, faire ostentation de mémoire ou d'érudition,
en citant leurs œuvres et leurs théories. L'anatomie
doit être étudiée et enseignée, à l'aide, non des livres,
mais des dissections, non dans les théories des philosophes, mais dans l'examen de la nature.

Toutefois, j'ai tâché de ne priver aucun auteur
ancien de l'honneur qui lui est dû pour ses recherches.

Quant à leurs successeurs, je n'ai pas eu l'intention de provoquer des querelles. Il serait malséant d'engager la lutte avec ceux qui m'ont précédé dans l'étude de l'anatomie, et qui me l'ont enseignée.

Je n'ai voulu mettre sous le coup d'une accusation de mauvaise foi ou d'erreur aucun de ceux qui cultivent la science. Je ne cherche qu'une chose, la vérité; j'ai consacré toutes mes forces et toutes mes veilles à produire un livre agréable aux hommes de bien, profitable aux savants, utile à la science.

Sur ce, maîtres illustres, soyez favorables à votre anatomiste.

GUILLAUME HARVEY.

PRÉFACE

OU L'AUTEUR DÉMONTRE QUE TOUT CE QUI A ÉTÉ ÉCRIT
JUSQU'ICI SUR LE MOUVEMENT ET LES FONCTIONS DU
COEUR ET DES ARTÈRES EST PLEIN D'INCERTITUDES.

Avant d'étudier le cœur et les artères, leurs mouvements, leurs pulsations, leurs fonctions, leur rôle
dans l'économie, il est nécessaire d'examiner les ouvrages antérieurs et de tenir compte des opinions
généralement admises. Il faudra, en effet, confirmer
ce qui est exact, réformer ce qui est faux, chercher
la vérité, à l'aide de dissections anatomiques, d'expériences nombreuses et d'observations attentives, soi-
gneusement faites.

Jusqu'ici presque tous les anatomistes, médecins
et philosophes supposent avec Galien que le pouls a
le même rôle que la respiration, et qu'entre ces deux
fonctions il n'y a qu'une seule différence, à savoir
que le pouls est une faculté animale et la respiration
une faculté vitale; pour le reste, mouvements et fonctions, tout est semblable; ils affirment même, comme
Jérôme Fabricius d'Acquapendente le fait dans son
livre *de la Respiration* qui vient de paraître, que le

pouls du cœur et des artères ne suffisant pas pour
rafraîchir et aérer le sang, la nature a créé les poumons près du cœur pour remplir le même usage. Il
est donc évident que ce que tous les anciens ont dit
de la systole, de la diastole, des mouvements du cœur
et des artères, ils l'ont appliqué aussi aux poumons.

Mais, comme le cœur, par ses mouvements et sa
disposition, diffère des poumons autant que les artères diffèrent du thorax, il est vraisemblable qu'il
en résulte des fonctions différentes et que la fonction
du cœur et des artères n'est pas la même que celle
du thorax et des poumons. Supposons en effet que le
pouls et la respiration aient les mêmes usages, et que
par la diastole les artères introduisent de l'air dans
leur cavité : dans la systole elles rejetteront les fuliginosités à travers les pores des tissus et de la peau :
dans l'intervalle compris entre la systole et la diastole, elles contiendront de l'air, et à un moment
quelconque seront pleines d'air, d'esprits vitaux ou
de fuliginosités. Mais alors que répondre à Galien qui
dit dans un traité spécial que le sang est contenu
dans les artères, et qu'il n'y a que du sang, point
d'esprits vitaux et point d'air? Cette opinion de
Galien, on la trouvera dans ses écrits, mise en évidence et par des expériences et par des arguments.
Supposons que dans la diastole les artères se remplissent d'air; plus leurs pulsations seront fortes, plus
la quantité d'air introduit sera grande. Si donc le
pouls est plein et fréquent, dès que le corps est plongé

dans un bain d'eau ou d'huile, immédiatement le pouls devrait devenir beaucoup plus faible et beaucoup plus lent. Car, lorsque le corps est plongé dans le bain, l'air pourra difficilement pénétrer dans les artères, si même la chose n'est pas tout à fait impossible. Si toutes les artères profondes ou superficielles sont distendues au même moment et avec une rapidité égale, comment l'air pourra-t-il passer avec autant de facilité et de rapidité dans tout l'organisme, dans la chair et les tissus les plus intimes du corps aussi bien que dans la peau seule? Comment les artères pourraient-elles attirer l'air du dehors dans leurs cavités, chez le fœtus, à travers le ventre de la mère et le tissu de l'utérus? Comment les phoques, les baleines, les dauphins, tous les cétacés et tous les poissons habitant la profondeur des mers, peuvent-ils, dans la diastole et la systole de leurs artères, à travers l'immense masse d'eau qui les entoure, attirer et rejeter l'air par de rapides pulsations? Je ne suis pas éloigné de croire qu'ils absorbent l'air contenu dans l'eau et qu'ils y rejettent les fuliginosités de leur sang.

Si, dans la systole, les artères chassent de leur cavité les fuliginosités du sang dans les porosités de la chair et de la peau, pourquoi ne chasseraient-elles pas de même les esprits qu'on dit y être aussi contenus, et qui sont bien plus subtils que les fuliginosités? Si les artères absorbent et rejettent l'air dans la systole et dans la diastole, comme les poumons dans la respiration, pourquoi ne voit-on pas ce phénomène dans les blessures quand une artère est coupée? Quand la trachée est coupée, on voit très facilement se produire deux mouvements opposés dus à l'air qui entre et qui sort. Quand au contraire une artère est coupée, on voit aussitôt le sang jaillir avec violence, mais on n'aperçoit ni entrer ni sortir de l'air. S'il est vrai que les pulsations artérielles rafraîchissent et aérifient les différentes parties du corps, comme les poumons le font pour le cœur, comment peut-on dire que les artères envoient dans toutes les parties du corps un sang très abondant en esprits vitaux? Ces esprits sont un foyer de chaleur pour les diverses parties de l'organisme, ils la raniment lorsqu'elle tombe, la font renaître quand elle est épuisée. Si les artères sont liées, toutes les parties non seulement s'engourdissent et se refroidissent en devenant tout à fait pâles, mais encore elles cessent de se nourrir, comme le dit Galien, étant privées de la chaleur qui, pour toutes les parties, leur descend du cœur. Par là n'est-il pas évident que les artères donnent au corps bien plutôt de la chaleur que du froid et de l'air ? Et de plus, comment la diastole pourrait-elle apporter simultanément, et du cœur des esprits vitaux pour réchauffer le corps, et du dehors, de l'air pour le refroidir? Quoique certains auteurs affirment que les poumons, les artères et le cœur servent aux mêmes usages, ils reconnaissent cependant que le cœur est comme l'officine des esprits, et que les artères retiennent et conduisent les esprits; et, contrairement à l'opinion de Colombo, ils disent que les poumons ne font pas et ne retiennent pas ces esprits ; et ils affirment, avec Galien, contre Érasistrate, qu'il y a du sang et non de l'air dans les artères. Ces opinions paraissent se contredire et être en désaccord, en sorte que malheureusement toutes sont suspectes. Le sang est contenu dans les artères, ainsi que le montrent manifestement l'expérience de Galien et l'artériotomie et les blessures des artères. Galien affirme en plusieurs endroits, et c'est là l'expérience qu'il a instituée, que, par une artère coupée, toute la masse du sang s'échappe du corps avec tant d'impétuosité, qu'en moins d'une demi-heure, tout le corps est vide de sang. Si, dit-il, on lie avec un fil une artère en deux points, et si on coupe la partie comprise entre ces deux ligatures, on n'y trouvera que du sang : et c'est ainsi qu'il prouve que les artères ne contiennent que du sang. Nous pouvons, nous aussi, raisonner de même. Liez et coupez des veines, comme Galien les artères, vous y trouverez aussi du sang. J'en ai fait souvent moi-même l'expérience sur des cadavres et sur des animaux : ne peut-on donc pas en conclure que les artères contiennent le même sang que les veines et ne contiennent que ce même sang? Ceux qui tâchent de résoudre la difficulté en disant que le sang est artériel et plein d'esprits, admettent implicitement que la fonction des artères est de porter le sang du cœur dans tout le corps, et d'être elles-mêmes remplies de sang. Car,

pour être plein d'esprits, le sang n'en est pas moins
du sang; le sang est toujours du sang : personne ne
nie que le sang qui coule dans les veines ne soit pénétré d'esprits vitaux. Et, si le sang qui est dans les
artères est pénétré par une grande quantité d'esprits,
il faut néanmoins regarder ces esprits comme faisant
partie intégrante du sang, dans les veines comme
dans les artères. Donc le sang et les esprits ne forment
qu'un, ainsi que le sérum et la crème dans le lait,
et la chaleur dans l'eau chaude : c'est ce mélange intime, contenu dans les artères et distribué par elles
dans tout le corps qui n'est autre chose que le sang.
Si l'on dit que le sang contenu dans les artères est
attiré du cœur par la diastole artérielle, on paraît comprendre que les artères sont remplies et distendues
par du sang et non par de l'air, comme il est dit plus
haut. Et si on dit qu'elles sont remplies par l'air ambiant, comment et quand peuvent-elles recevoir le
sang qui vient du cœur? Ce ne pourra être dans la
systole; les artères, quand elles se contractent, sont
remplies, mais non distendues : et si l'on admet que
c'est dans la diastole, elles auraient deux usages contraires, recevant à la fois l'air et le sang, la chaleur
et le froid, ce qui est bien improbable. On ne peut
pas dire non plus que la systole du cœur et des artères se produit en même temps que leur diastole,
car ce sont deux phénomènes contradictoires. Comment en effet deux organes aussi intimement unis
pourraient-ils se dilater simultanément, quand l'un

attire le sang de l'autre, et se contracter simultanément quand l'un reçoit le sang de l'autre? En outre
il est probablement impossible qu'un corps puisse
devoir sa distension à un autre corps attiré en lui,
lorsque la distension n'est autre chose que le phénomène passif de l'éponge, qui, ayant été comprimée
par des forces extérieures, revient ensuite à sa forme
naturelle.

Il est difficile de supposer qu'il se passe dans les
artères quelque chose de semblable. Je crois que l'on
peut démontrer facilement, ainsi que je l'ai pu faire
moi-même, que les artères sont distendues parce
qu'elles sont remplies ainsi que des sacs ou des
outres; mais non qu'elles sont remplies parce qu'elles
sont distendues ainsi que des soufflets. Cependant,
dans son livre sur la quantité de sang contenu dans
les artères, Galien a fait une expérience qui semble
prouver le contraire. Il met une artère à nu et l'incise
suivant sa longueur, puis il y adapte une tige creuse
qu'il place dans l'artère. Alors le sang ne peut sortir,
et la blessure est bouchée. Tant qu'il en est ainsi,
dit-il, toute l'artère aura des pulsations; mais si l'on
met un fil sur l'artère, et si avec ce fil appliqué sur
la tige creuse, on serre les parois de l'artère, aussitôt
on verra que l'artère cessera de battre au-dessous
de la ligature. Je n'ai pas fait l'expérience de Galien,
mais il me semble que le jet de sang qui vient des
artères empêche qu'on la fasse bien sur un animal
vivant. S'il n'y a pas de ligature, la tige creuse ne

fermera pas la blessure, et je ne doute pas que le sang ne jaillisse par le tube placé dans l'artère.

Cependant Galien semble admettre par cette expérience que la force qui fait battre les tuniques des artères vient du cœur, et que les artères sont distendues et remplies par cette force pulsatile ; qu'elles se dilatent comme des soufflets, et non comme des outres qui se dilatent parce qu'on les remplit. Mais l'artériotomie et les blessures artérielles démontrent le contraire. En effet, le sang jaillit avec force des artères, et son jet va plus ou moins loin, par saccades, et c'est dans la diastole des artères, et non dans leur systole, qu'il jaillit le plus loin. Par là on voit clairement que l'artère est dilatée par l'impulsion du sang. En effet, une fois dilatée, elle ne peut lancer le sang avec autant de force. Si ce que l'on dit vulgairement des fonctions des artères était vrai, elle devrait plutôt attirer l'air extérieur dans ses cavités par la blessure qui lui est faite : et l'épaisseur des tuniques artérielles ne nous fera pas croire que la force pulsatile vient du cœur par la voie des mêmes tuniques. En effet, chez quelques animaux, les artères ne diffèrent en rien des veines chez l'homme, et aux extrémités du corps et dans les petites ramifications artérielles, comme dans le cerveau et la main, personne ne pourrait distinguer les artères des veines uniquement par l'inspection de leurs parois, car elles ont une semblable tunique. Les anévrysmes résultant d'une blessure ou d'une lésion artérielles battent en même temps que toutes les autres artères, et cependant ils n'ont pas de parois artérielles. C'est ce que le savant Riolan reconnaît avec moi (livre 7).

Il ne faudra pas regarder les fonctions du pouls et de la respiration comme identiques, parce que la respiration devient plus fréquente, plus forte, plus rapide pour les mêmes causes que le pouls : une course précipitée, la colère, le bain, et toute cause de chaleur, ainsi que le dit Galien. Mais, malgré la solution qu'essaie d'en donner Galien, une excessive réplétion augmente le pouls et diminue la respiration. Chez l'enfant, les pulsations sont fréquentes, mais la respiration est lente. De même dans la crainte, les soucis, l'anxiété, et dans quelques fièvres, le pouls est rapide, fréquent, mais la respiration est plus ralentie.

Telles sont les difficultés qui résultent des opinions reçues au sujet du pouls et des fonctions des artères. Peut-être ce que l'on affirme de l'usage et des fonctions du cœur n'est pas moins hérissé de difficultés, nombreuses, inextricables. On dit, en général, que le cœur est la source et l'officine des esprits vitaux au moyen desquels il répand la vie dans toutes les parties; et cependant on dit que le ventricule droit ne fait pas ces esprits, mais qu'il nourrit les poumons; aussi dit-on que les poissons et tous les animaux privés de poumons n'ont pas de ventricule droit, car le ventricule droit n'est fait que pour les poumons.

I. Pourquoi, quand les deux ventricules ont presque la même structure, la même disposition de fibres, de

languettes charnues, de valvules, de vaisseaux, d'o-
reillettes, quand on y trouve, en les ouvrant sur le
cadavre, un sang identique, également noirâtre et
coagulé, quand ils ont tous deux la même action, les
mêmes mouvements, les mêmes contractions, pourquoi, dis-je, les regardons-nous comme destinés à
des fonctions distinctes et si différentes l'une de
l'autre? Si les trois valvules tricuspides, placées à
l'entrée du ventricule droit, empêchent le sang de
retourner dans la veine cave, si les trois valvules
semi-lunaires placées à l'orifice de la veine artérieuse
empêchent le sang d'y rentrer, pourquoi, puisque
leur disposition est la même, leur refusons-nous le
rôle d'empêcher le sang tantôt d'entrer dans le ventricule gauche, tantôt d'en sortir?

II. Puisque ces valvules ont dans le ventricule
gauche la même disposition que dans le ventricule
droit, pour la dimension, la forme, la position et
tout le reste, pourquoi dit-on qu'elles servent à
empêcher la sortie des esprits dans le ventricule gauche, et l'entrée du sang dans le ventricule
droit? Un même organe ne paraît pas pouvoir également bien s'opposer aux mouvements du sang et
de l'air.

III. La veine artérieuse et l'artère veineuse étant
deux vaisseaux de même calibre et de même grandeur, pourquoi destiner l'une à un usage spécial, la
nutrition des poumons, et l'autre à un usage général,
la nutrition de tout le corps?

IV. Et comment peut-on supposer, ainsi que l'a remarqué Realdo Colombo, que les poumons ont besoin d'une si grande quantité de sang pour leur nutrition, quand le vaisseau qui les nourrit, c'est-à-dire la veine artérieuse, dépasse en dimension les deux veines crurales, branches terminales de la veine cave descendante?

V. Et, quand les poumons sont si rapprochés des veines artérieuses, animés d'un mouvement continuel et nourris par des vaisseaux si considérables, quel besoin y a-t-il des contractions du ventricule droit, et pourquoi la nature a-t-elle, pour nourrir les poumons, cru nécessaire d'ajouter au cœur un second ventricule?

On dit que le ventricule gauche attire des poumons et du fond du ventricule droit l'air et le sang pour former les esprits, et pour lancer dans l'aorte le sang vivifié par les esprits, et que les vapeurs épaisses (*fuliginosités*) du sang sont rejetées dans l'artère veineuse, et de là dans les poumons, tandis que les esprits sont rejetés dans l'aorte. Mais pourquoi sépare-t-on les esprits et les vapeurs épaisses du sang, tandis qu'en réalité ils sont intimement unis? Si les valvules tricuspides ou mitrales n'empêchent pas le passage des vapeurs dans le poumon, comment empêcheront-elles le passage de l'air? Comment les valvules semi-lunaires arrêteront-elles les esprits qui tendent à revenir de l'aorte au moment de la diastole du cœur? et enfin comment peut-on dire que le sang

chargé d'esprits est distribué par l'artère veineuse
du ventricule gauche dans les poumons, sans que les
valvules tricuspides lui fassent obstacle, lorsqu'on
affirme que l'air passe par ce même vaisseau des
poumons dans le ventricule gauche, et que les valvules
tricuspides s'opposent à ce qu'il sorte de ce ventricule? Grand Dieu! les valvules tricuspides empêcheraient l'air de sortir et n'empêcheraient pas le
sang!

De plus on a attribué à la veine artérieuse, vaisseau considérable, doué d'une tunique artérielle, un
usage spécial et unique, à savoir la nutrition des
poumons; mais pourquoi vient-on dire que l'artère
veineuse, d'un calibre aussi considérable, possédant
la tunique molle et lâche d'une veine, a été destinée
à trois ou quatre fonctions? On veut que par ce vaisseau l'air passe des poumons dans le ventricule
gauche; on veut aussi que par lui les vapeurs du
sang aillent du cœur dans les poumons. On veut que
par lui une portion du sang animé par les esprits
parte du cœur pour réchauffer les poumons.

Ainsi on veut que par le même vaisseau les vapeurs et l'air soient chassés du cœur et y arrivent;
mais la nature n'a pas coutume de faire un vaisseau
et une voie uniques pour des mouvements et des
usages contraires. Pareil phénomène n'a jamais été
vu nulle part.

On prétend que les vapeurs et l'air passent et
repassent par cette voie, comme dans les bronches

pulmonaires : pourquoi alors, dans les dissections anatomiques, en coupant ou en incisant l'artère veineuse, ne pouvons-nous y trouver ni air, ni vapeurs de sang ? Nous voyons toujours l'artère veineuse pleine d'un sang épais, mais jamais elle ne contient d'air, tandis que dans les poumons nous voyons toujours de l'air qui y est resté.

Si l'on fait l'expérience de Galien et qu'on coupe la trachée à un chien vivant, si l'on remplit d'air ses poumons par force avec un soufflet, et si, lorsqu'ils sont pleins d'air, on lie fortement la trachée, on trouvera en ouvrant la poitrine une grande quantité d'air dans les poumons, jusqu'aux dernières ramifications bronchiques, mais on n'en rencontrera pas de traces ni dans l'artère veineuse, ni dans le ventricule gauche du cœur. Si, sur un chien vivant, le cœur à l'état normal attirait l'air des poumons ou le chassait dans les poumons, cette expérience exagérerait encore le phénomène. Bien plus, quand dans des démonstrations anatomiques on insuffle les poumons d'un cadavre, on verrait, personne n'en peut douter, l'air entrer subitement dans cette artère, si elle communiquait avec les poumons. Cependant on regarde comme si importante cette fonction attribuée à l'artère veineuse de conduire l'air des poumons au cœur, que Jérôme Fabrice d'Acquapendente prétend que les poumons ont été faits pour ce vaisseau, et qu'ils en forment la partie essentielle.

Mais, si l'artère veineuse sert à conduire l'air, j'ai-

merais à savoir pourquoi elle a la constitution d'une
veine?

La nature aurait bien plutôt besoin de tubes
creux, analogues aux anneaux bronchiques qui sont
toujours ouverts et ne s'affaissent pas sur eux-
mêmes. Ils restent privés de sang de manière à ce
qu'aucun liquide n'empêche le passage de l'air, et cela
se voit bien dans les maladies des bronches ou des
poumons. Quand il y a des liquides accumulés, nous
respirons avec peine, avec des sifflements.

Il y a une autre opinion qui est complètement
inadmissible. On suppose que, pour la formation des
esprits vitaux, il faut le concours de deux substances,
l'air et le sang; que le sang, s'infiltrant dans les pores
invisibles de la cloison médiane du cœur, passe du
ventricule droit dans le ventricule gauche; que l'air
est attiré des poumons dans le cœur par la grande
artère veineuse; et qu'enfin il y a dans la cloison du
cœur une multitude de pores destinés à conduire le
sang. Mais, par le ciel, ces pores n'existent pas, et
on ne peut les démontrer.

En effet, la substance de la cloison du cœur est
plus épaisse et plus compacte que toute autre partie
du corps, sauf les os et les nerfs. D'ailleurs, s'il y avait
des ouvertures, comment serait-il possible, puisque
les deux ventricules se dilatent et se remplissent simultanément, que quelque chose allât de l'un à l'autre,
et que le ventricule gauche épuisât le sang du ventricule droit? Pourquoi ne supposerais-je pas que par

ces mêmes ouvertures le ventricule droit attire les esprits du ventricule gauche, plutôt que le ventricule gauche attire le sang du ventricule droit? Il serait vraiment étrange et bizarre que dans ce même instant le sang soit entraîné dans des pores invisibles et imperceptibles, plus facilement que l'air dans de larges vaisseaux. Et pourquoi recourir pour le passage du sang dans le ventricule gauche à des pores cachés, invisibles, incertains, quand il y a par l'artère veineuse une si large voie? J'admire en vérité qu'on préfère faire passer le sang à travers la cloison du cœur, épaisse, dure, dense, et très compacte, plutôt que par ce vaisseau veineux tout ouvert, ou la substance pulmonaire, raréfiée, lâche, très molle, spongieuse. En outre, si le sang pouvait passer par le tissu de la cloison du cœur ou sortir des ventricules par imbibition, pourquoi y aurait-il une veine et une artère coronaires dont les rameaux se subdivisent dans la cloison même du cœur pour la nourrir? Il est un fait très digne de remarque, c'est que chez le fœtus, où tout est plus mince et moins compact, la nature a été forcée de faire passer le sang de la veine cave dans le ventricule gauche par le trou ovale. Comment peut-on trouver vraisemblable que, chez l'adulte, cette cloison du cœur, épaissie par l'âge, donne au sang un passage aussi facile et aussi dépourvu d'obstacles?

Andreas Laurentius (liv. IX, § II, *Questiones 12*), s'appuyant sur l'autorité de Galien (*De loc. affectibus,* liv. VI, chap. vii) et sur l'expérience de Holler, affirme et prouve que les sérosités du thorax et le pus des individus atteints d'empyème sont absorbés dans l'artère veineuse, et de là passent dans le ventricule gauche, puis dans les artères, pour être ensuite rejetés avec l'urine ou les excréments; et il trouve une confirmation de cette opinion dans le cas d'un mélancolique qui, sujet à perdre l'esprit, était délivré de ses accès par l'émission d'une urine boueuse, fétide et âcre. Après que cet individu fut mort, épuisé par cette maladie, Laurentius ouvrit son corps et trouva une substance analogue à ses urines, non dans la vessie, ni dans les reins, mais dans le ventricule gauche et dans la cavité thoracique en grande abondance. Il se glorifie d'avoir indiqué la cause de ces affections. Quant à moi, je ne peux pas ne pas m'étonner qu'ayant annoncé et prédit par une sorte de divination qu'une matière autre que le sang pouvait être évacuée par la voie de la circulation, il n'ait pas pu ou voulu affirmer ou voir que dans le cours normal des choses le sang passe des poumons dans le ventricule gauche par ces mêmes voies.

C'est pourquoi ces faits et beaucoup d'autres de même nature montrent que ce qui a été dit avant nous par nos prédécesseurs sur le mouvement et les fonctions du cœur et des artères est évidemment plein de contradictions, d'obscurités ou d'impossibilités, aux yeux de celui qui observe avec soin. Il sera donc très utile d'approfondir un peu ce sujet et d'étudier les mouvements du cœur et des artères, non seulement chez l'homme, mais chez tous les animaux ayant un cœur, et de chercher la vérité par des vivisections et des dissections fréquentes[1].

1. Voyez la note 1.

TRAITÉ ANATOMIQUE

SUR LES

MOUVEMENTS DU CŒUR

ET DU SANG

CHEZ LES ANIMAUX

CHAPITRE PREMIER

DES RAISONS QUI ONT POUSSÉ L'AUTEUR
A ÉCRIRE CE LIVRE.

Ayant eu l'occasion de faire de nombreuses vivisections, j'ai été amené d'abord à étudier les fonctions
du cœur et son rôle chez les animaux en observant
les faits, et non en étudiant les ouvrages des divers
auteurs, et j'ai vu tout de suite que la question
était ardue et hérissée de difficultés, en sorte que
je pensais presque comme Fracastor, que le mouvement du cœur n'était connu que de Dieu seul. En effet
la rapidité des mouvements cardiaques ne permet
pas de distinguer comment se fait la systole, com-

ment la diastole; à quel moment, en quelle partie, il y a dilatation ou constriction. Chez beaucoup d'animaux, en un clin d'œil, comme un éclair, le cœur apparaît, puis se dérobe aussitôt à la vue, en sorte que je croyais voir ici la systole, là la diastole, puis des mouvements tout opposés, partout la diversité et la confusion. Mon esprit flottait incertain : je ne savais ce que je devais penser, ce que je devais accepter de l'opinion des divers auteurs, et je ne m'étonnais pas de la comparaison d'Andreas Laurentius, qui dit que le mouvement du cœur nous est aussi inconnu que le flux et le reflux de l'Euripe à Aristote.

Enfin, en examinant chaque jour avec plus d'attention et de patience les mouvements du cœur chez les divers animaux vivants, j'ai réuni beaucoup d'observations, et j'ai pensé enfin avoir réussi à me dégager de ce labyrinthe inextricable et à connaître ce que je désirais savoir, le mouvement et les fonctions du cœur et des artères. Aussi je n'ai pas craint d'exposer mon opinion sur ce sujet, non seulement en particulier à mes amis, mais encore en public, dans mes leçons anatomiques.

Naturellement ma théorie a plu aux uns, a déplu aux autres; ceux-ci m'attaquant vivement et me reprochant de m'écarter des préceptes et des doctrines de tous les anatomistes; ceux-là affirmant que la doctrine nouvelle était digne de recherches plus approfondies, et demandant à ce qu'une explication plus détaillée leur en soit donnée. Mes amis me suppliaient de faire profiter tout le monde de mes re-

cherches, et d'un autre côté mes ennemis, poursui-
vant mes écrits de leur injuste haine et ne comprenant
pas mes paroles, s'efforçaient de provoquer des dis-
cussions publiques pour faire juger ma doctrine et
moi-même. Voilà comment j'ai été presque contraint
à faire imprimer ce livre. Je l'ai fait d'autant plus
volontiers que Jérôme Fabricius d'Acquapendente,
ayant décrit avec soin dans un savant traité les
parties du corps des animaux, a parlé de tout,
excepté du cœur. Enfin, j'ai espéré que, si je suis
dans le vrai, mon œuvre sera de quelque profit pour
la science et que ma vie n'aura pas été tout à fait
inutile. Je rappellerai cette phrase du vieillard dans
la comédie : « Jamais personne ne peut vivre avec
une raison si parfaite que les choses, les années, les
événements ne lui apprennent du nouveau. On finit
par voir qu'on ignorait ce qu'on croyait connaître,
et l'expérience fait rejeter les opinions d'autrefois. »

Peut-être pareille chose arrivera-t-elle pour le
mouvement du cœur, peut-être au moins d'autres,
profitant de la voie ouverte, et plus heureusement
doués, saisiront l'occasion d'étudier mieux la question et de faire de meilleures recherches.

CHAPITRE DEUXIÈME

DES MOUVEMENTS DU CŒUR D'APRÈS LES VIVISECTIONS.

Si l'on ouvre la poitrine d'animaux vivant encore, et qu'on enlève la capsule qui l'enveloppe immédiatement, on voit d'abord que le cœur est tantôt en mouvement, et tantôt immobile, et qu'il a ainsi un moment d'action et un moment de repos.

Ces faits sont plus manifestes sur le cœur des animaux à sang froid, tels que les crapauds, les serpents, les grenouilles, les limaçons, les crevettes, les crustacés, les squilles et tous les poissons. Ils deviennent aussi plus manifestes sur le cœur des autres animaux, tels que les chiens et les porcs, si on les observe attentivement au moment où le cœur commence à mourir et se meut avec une sorte de langueur. Alors les mouvements sont plus lents, moins fréquents. Les moments de repos sont plus considérables. On peut voir facilement, et avec la plus grande netteté, ce qu'est le mouvement du cœur, et comment il se produit.

Le cœur, à l'état de repos, est mou, flasque et relâché comme sur le cadavre.

Quant à son mouvement, il y a trois phénomènes principaux à remarquer :

1° Il s'élève, se redresse, de manière à former une pointe, en sorte qu'à ce moment il frappe la poitrine et qu'on peut sentir ce choc à la paroi extérieure du thorax.

2° Toutes ses parties se contractent; mais ce mouvement de contraction est plus marqué sur les parties latérales; il semble alors se rétrécir, devenir moins large et plus long. On peut voir cela d'une manière très nette sur le cœur de l'anguille, arraché et mis sur une table ou dans la main; on le voit également sur le cœur des poissons et des animaux à sang froid dont le cœur est conique et allongé.

3° Si on prend dans la main le cœur d'un animal vivant, on sent qu'au moment où il se meut, il devient plus dur, et ce durcissement est dû à sa contraction, de même qu'en appliquant la main sur les muscles de l'avant-bras. on sent qu'ils deviennent plus durs et plus résistants au moment où ils font remuer les doigts.

4° Ajoutons que chez les poissons et les animaux à sang froid, comme les serpents et les grenouilles, le cœur devient plus pâle au moment de sa contraction, et qu'il reprend sa couleur rouge de sang, quand cette contraction a cessé.

Tous ces faits me montraient clairement que le mouvement du cœur est une tension et une contraction de toutes ses parties dans le sens de toutes ses fibres, puisqu'il s'élève, se rétrécit, se durcit à chaque mouvement; et que c'est un mouvement analogue à celui d'un muscle qui se contracte. Car les muscles, lorsqu'ils sont en action, se tendent, se durcissent, s'élèvent, se renflent, absolument comme le cœur. De ces observations il est légitime de conclure qu'au moment où le cœur se contracte et se rétrécit de toutes parts, au moment où ses parois s'épaississent, les cavités ventriculaires se resserrent et chassent le sang qu'elles contenaient. D'ailleurs la quatrième remarque confirme cette supposition. En effet, si le cœur pâlit pendant sa contraction, c'est qu'il a chassé le sang contenu dans ses cavités, tandis qu'il reprend la couleur vermeille du sang, lorsqu'il se relâche et reste immobile, à mesure que le sang revient dans les ventricules. Il n'est plus permis de douter de cette vérité, si l'on fait une blessure au ventricule. En effet, à chaque mouvement, à chaque pulsation du cœur, on voit le sang qu'il contient en jaillir avec impétuosité.

Tous ces phénomènes sont simultanés; et on voit à la fois la tension du cœur, le choc de sa pointe contre la paroi thoracique, choc qui peut se sentir à l'extérieur, l'épaississement de ses parois et le jet impétueux du sang, qui, primitivement contenu dans les ventricules, en est chassé par leur constriction.

Il est donc évident que les choses se passent tout autrement qu'on le croit en général. On pensait qu'au moment où le cœur choque la poitrine, choc qu'on sent à l'extérieur, les ventricules se distendent, et le cœur se remplit de sang, tandis qu'au contraire, en réalité, le choc du cœur répond à sa contraction et à sa vacuité. Ainsi ce qu'on pensait être la diastole est réellement la systole. Et le cœur est réellement actif, non dans la diastole, mais dans la systole. L'effort du cœur répond non à la systole, mais à la diastole; car c'est alors qu'il se meut, se contracte et fait effort.

Il est une autre opinion qu'il ne faut pas admettre, quoiqu'elle ait pour elle l'autorité du divin Vésale. Il compare le cœur à un cercle d'osier constitué par une multitude de fibres réunies en forme de pyramide, et ainsi il n'y aurait de contractions que dans les fibres droites du cœur. Alors, dit-il, quand la pointe se rapproche de la base, les parties latérales se distendent, s'incurvent, les cavités du cœur se dilatent, les ventricules prennent une forme ovalaire, et le sang y est aspiré. Mais cette opinion ne me paraît pas exacte : en effet le cœur contracte en même temps toutes ses fibres, et il y a bien plutôt épaississement des parois qu'élargissement des cavités ventriculaires, les fibres coniques qui vont de la pointe du cœur à la base portent le cœur tout entier vers la base; il n'est donc pas juste de dire que les parties latérales du cœur, par cette contraction, tendent à devenir plus sphériques; mais le contraire est plutôt vrai, car toute fibre circulaire, en se contractant, tend à devenir droite comme toutes les fibres musculaires, qui, en se contractant, diminuent de longueur et deviennent plus épaisses en leur partie centrale qui se renfle. De même le cœur, en se contractant, rétrécit les cavités ventriculaires par l'épaississement de ses parois musculaires. Il y a encore un autre ordre de fibres droites, ayant la forme de petites languettes : elles sont horizontales (les fibres des parois étant toutes circulaires). Ces fibres, qu'Aristote appelait nerfs, sont situées dans l'intérieur des ventricules et offrent un spectacle admirable, lorsque, se contractant simultanément, elles forment dans la paroi intérieure du ventricule comme un réseau contenu dans le cœur, qui chasse le sang avec une grande force.

On commet généralement une erreur en disant que le cœur, par son mouvement ou sa dilatation, attire le sang dans sa cavité; car, lorsqu'il se meut et se contracte, il chasse le sang; quand il n'agit plus, quand il se relâche, le sang afflue dans ses cavités, par un mécanisme que nous montrerons plus tard.

CHAPITRE TROISIÈME

Après l'étude des mouvements du cœur, vient l'étude des mouvements des artères et de leurs pulsations.

1. Au moment où le cœur se tend, se contracte et choque la poitrine, en un mot au moment de la systole, répond le moment de dilatation, de pulsation, de diastole des artères. De même, à l'instant où le ventricule droit se contracte et chasse le sang qu'il contenait, a lieu la pulsation de la veine artérieuse qui se dilate en même temps que les autres artères du corps.

2. Lorsque le ventricule gauche cesse d'agir et qu'il ne se contracte plus, le pouls artériel cesse; quand il se contracte faiblement, le pouls artériel est à peine perceptible. Il en est de même pour le ventricule droit et la veine artérieuse.

3. Quand une artère quelconque est coupée ou perforée, le sang, au moment de la contraction du ventricule gauche, est chassé avec force au dehors par la blessure. De même, au moment de la contrac-

tion du ventricule droit, on voit le sang jaillir avec
violence de la veine artérieuse, si on a coupé ce vaisseau.

Si l'on coupe sur un poisson le canal qui mène le
sang du cœur aux bronches, au moment où l'on voit
le cœur se contracter, on voit le sang jaillir avec
force de la blessure.

Enfin en coupant une artère, quelle qu'elle soit,
on voit que le sang jaillit tantôt plus loin, tantôt plus
près de la blessure, et que le jet plus fort répond
à la diastole des artères, au moment même où le
cœur choque la paroi thoracique; de sorte qu'au
moment où se font la contraction et la systole du
cœur, le sang est chassé dans les artères.

Ces faits démontrent donc que, contrairement à
l'opinion reçue, la diastole des artères répond à
la systole du cœur, que les artères se dilatent et
sont remplies par le sang qu'y chasse la constriction
des ventricules du cœur. Elles sont distendues, parce
qu'elles se remplissent, comme une outre ou une
vessie; et il ne faut pas croire qu'elles se remplissent,
parce qu'elles se distendent, ainsi qu'un soufflet.
En résumé, le pouls artériel de toutes les artères
du corps reconnaît la même cause, à savoir la contraction du ventricule gauche, comme le pouls de
l'artère pulmonaire résulte de la contraction du ventricule droit.

En un mot, le pouls des artères résulte de l'impulsion donnée au sang par la contraction du ventricule gauche, de même que dans le jeu d'une cornemuse il y aura en même temps mouvement des

doigts, distension de la cornemuse et souffle de celui qui joue, de même, sous l'influence de la contraction cardiaque, le pouls devient plus fort, plus plein, plus fréquent, plus accéléré, image fidèle du rythme, du nombre et de la force des contractions du cœur; et il ne faut pas croire que, par suite du mouvement du sang, il y ait un instant d'interruption entre la constriction du cœur et la dilatation des artères, même les plus éloignées. Toutes les artères se dilatent en même temps, comme s'enfle en même temps une cornemuse tout entière, et le choc se transmet à toutes les extrémités au même moment, comme dans un tambour ou une longue poutre. C'est du reste ce que dit Aristote[1]. *Le sang de tous les animaux palpite dans les veines* (il veut dire les artères) *et communique à ces vaisseaux une pulsation sur tous les points du corps à la fois. Le pouls de toutes les veines a lieu au même moment, parce qu'elles dépendent toutes du cœur, et le cœur se meut toujours, parce que les veines se meuvent toujours, en sorte que les mouvements du cœur et les mouvements des veines sont simultanés.* Notons avec Galien que les anciens philosophes donnaient aux artères le nom de veines.

J'ai vu un fait qui me confirmait complètement cette vérité. Un individu avait une de ces énormes tumeurs pulsatiles appelées anévrysmes située à la partie droite du cou, sur le passage de l'artère. Cette tumeur, qui prenait de jour en jour un développement plus considérable, se distendait à chaque pul-

---

1. III. *Animal.*, cap. 9. *De respir.*, cap. 15.

sation de l'artère; et la quantité considérable de
sang qui était envoyée dans la tumeur par l'artère, comme l'autopsie, du reste, le confirma, faisait
que le pouls radial était à peine perceptible; en effet,
la plus grande partie du sang avait son passage inter-
cepté et se déversait dans la tumeur.

C'est pourquoi, partout où le cours du sang dans
les artères est interrompu par la compression, ou par
un caillot, ou par un obstacle quelconque, les artères
placées au-dessous de cet obstacle ont des pulsations moins fortes, car le pouls artériel n'est autre
chose que l'impulsion du sang dans les artères.

CHAPITRE QUATRIÈME

DES MOUVEMENTS DU CŒUR ET DES OREILLETTES D'APRÈS LES VIVISECTIONS.

A l'étude des mouvements du cœur se rattache l'étude des mouvements et des fonctions des oreillettes.

César Bauhinus et Jean Riolan[1], savants et habiles anatomistes, ont remarqué qu'en observant avec soin les mouvements du cœur chez un animal dont on a ouvert la poitrine, on peut voir quatre mouvements se produisant en des parties différentes et à des moments distincts, à savoir deux pour les ventricules et deux pour les oreillettes. Malgré l'autorité de si grands noms, j'ose dire que ces quatre mouvements diffèrent par le lieu, mais non par le moment où ils se produisent. En effet les deux oreillettes se contractent simultanément, et les deux ventricules aussi, en sorte que ces mouvements se produisent en quatre points du cœur bien distincts, mais en deux temps seulement, et voici de quelle manière.

1. Bauhin., lib. II, cap. XXI; Ioan.-Riolan., lib. VIII, cap. I.

Il y a dans le cœur deux mouvements, l'un pour les oreillettes, l'autre pour les ventricules, qui se passent presqu'au même moment, mais qui ne sont pas néanmoins tout à fait simultanés. En effet le mouvement des oreillettes précède, et celui des ventricules suit. Le mouvement semble partir des oreillettes pour gagner les ventricules. Si l'on observe ces phénomènes sur des poissons et des animaux à sang froid, on voit que, lorsque le cœur plus languissant commence à mourir, entre ces deux mouvements de l'oreillette et du ventricule, il y a une certaine période de repos : le cœur excité à se mouvoir répond plus lentement à cette excitation. Enfin, touchant de plus près encore à la mort, il cesse ses contractions, faisant comme une légère inclinaison de tête ; les oreillettes font encore quelques obscurs mouvements, mais si peu perceptibles, qu'il semble que ce soit plutôt un signal de mouvement pour l'oreillette que le mouvement lui-même. Ainsi le cœur cesse de battre avant les oreillettes, qui semblent survivre aux ventricules. Le ventricule gauche cesse de battre le premier, puis l'oreillette gauche, puis le ventricule droit, et enfin, comme Galien l'avait remarqué, lorsque tout mouvement a cessé et que tout est mort, l'oreillette droite continue à battre. Il semble que les dernières traces de la vie s'y soient réfugiées, et, quand le cœur paraît tout à fait mort, deux ou trois pulsations des oreillettes le réveillent. Alors il commence lentement une dernière pulsation qu'il achève lentement et avec peine.

Mais ce qu'il faut surtout noter, c'est que, lorsque les ventricules ont cessé de battre, les oreillettes continuent encore leurs pulsations. Si on met le doigt sur les parois des ventricules, on sent dans le ventricule des sortes de pulsations analogues aux pulsations que produit dans les artères la contraction des ventricules, ce qui est dû à la distension des artères par l'impulsion du sang. Et si, au moment où l'oreillette se contracte, on coupe la pointe du cœur, on voit le sang en jaillir à chaque contraction des oreillettes. Ce fait nous démontre comment le sang arrive dans les ventricules : c'est par la contraction des oreillettes et non par l'attraction que produirait la distension des ventricules.

Remarquons aussi que toutes les fois que je parle de pulsations pour l'oreillette et le ventricule, je veux dire contraction. Or on voit d'abord se contracter les oreillettes, et ensuite le cœur lui-même. Quand les oreillettes se contractent, elles deviennent plus pâles, surtout aux points où elles sont en contact avec une petite quantité de sang ; elles se remplissent de sang comme un réservoir, car le sang y tombe par son propre poids, et, par l'effet du mouvement des veines, il se trouve ainsi refoulé au centre. Cette pâleur des oreillettes est surtout apparente à leurs extrémités et au voisinage des ventricules.

Chez les poissons, les grenouilles et les animaux semblables, qui n'ont qu'un seul ventricule, et qui ont pour oreillette une poche placée à la base du cœur et remplie d'une grande quantité de sang,

on voit très nettement cette poche se contracter
d'abord, et le cœur se contracter ensuite.

Dois-je parler aussi des faits observés, qui paraissent contraires à ce que je viens de dire? Le
cœur de l'anguille, de certains poissons et d'autres
animaux bat encore lorsqu'il est arraché du corps et
privé d'oreillettes. Bien plus, si on le divise en différentes parties, on en verra les fragments se contracter et se relâcher séparément; et même après
que les oreillettes auront cessé de se mouvoir, les
ventricules du cœur continueront à battre et à pal-
piter. Est-ce une propriété particulière à ces animaux vivaces dont la nature est humide et gluante,
ou bien leur vie lourde et lente est-elle plus dure à
détruire? On peut voir un phénomène analogue sur
les muscles des anguilles, qui conservent leurs mouvements après avoir été dénudés, arrachés et coupés
en morceaux.

J'ai fait l'expérience suivante sur une colombe;
le cœur avait tout à fait cessé de se mouvoir, les
oreillettes elles-mêmes avaient depuis quelque
temps cessé leurs contractions. Alors je mouillai
mon doigt de ma salive, et je l'appliquai sur le cœur.
Cette douce chaleur parut lui rendre les forces et la
vie, sur le point de s'éteindre; et je vis le cœur, oreillette et ventricule, se contracter, se relâcher: c'était
une véritable résurrection.

J'ai pu en outre observer souvent ce fait, que,
lorsque l'oreillette droite elle-même avait cessé de se
mouvoir, et que le cœur paraissait mort, on pouvait
reconnaître, au sang contenu dans cette oreillette,

un mouvement obscur, une sorte de frémissement ondulatoire et de palpitation qui duraient tant que le cœur conservait un peu de chaleur et d'esprit vital.

Un phénomène analogue est aussi très évident dans les premiers temps de la génération, pour l'œuf fécondé de la poule. Après sept jours d'incubation, avant toute autre partie, apparaît une goutte de sang qui palpite, comme l'avait vu Aristote. Après qu'elle s'est accrue, et que l'embryon s'est formé ailleurs, les oreillettes se forment, et c'est dans leurs pulsations incessantes que réside la vie de l'être. Quand ensuite, après un intervalle de quelques jours, on voit apparaître les premiers linéaments du corps et en même temps les ventricules du cœur, ces ventricules paraissent quelque temps pâles et exsangues, ainsi que le reste du corps; ils n'ont ni mouvements, ni pulsations. J'ai vu même, sur un fœtus humain, vers le commencement du troisième mois, le cœur pâle et exsangue, tandis que les oreillettes contenaient un sang abondant et vermeil. Dans l'œuf plus avancé en âge, au contraire, et sur un fœtus complètement formé, on voit un cœur plus volumineux, dont les cavités ventriculaires ont commencé à recevoir le sang et à l'envoyer dans tout le corps.

Si donc on veut approfondir les choses, on dira que non seulement le cœur est le premier à vivre et le dernier à mourir, mais que, dans le cœur lui-même, les oreillettes et les parties qui, chez les reptiles, les poissons et les animaux semblables, tiennent lieu d'oreillette, vivent avant les ventricules et meurent après eux.

Puisqu'il m'a semblé que le sang ou l'esprit vital paraissait avoir, même après la mort des oreillettes, conservé une palpitation obscure, il est permis de se demander si la vie commence avec cette palpitation. En effet, comme Aristote l'a remarqué, le sperme de tous les animaux, avec l'esprit générateur, sort en palpitant, comme s'il était un être vivant[1]. Ainsi la nature, après avoir achevé sa course, paraît revenir sur ses pas et retourner aux abîmes dont elle s'était dégagée. Et si la génération fait que ce qui n'est pas vivant devienne vivant, et que le non-être passe à l'être, de même la mort fait repasser l'être par les mêmes degrés, mais dans un sens contraire, et l'être retourne au non-être. Aussi chez les animaux les parties nées les dernières meurent les premières, et les parties nées les premières meurent les dernières.

J'ai aussi observé que presque tous les animaux ont un cœur, et non seulement, comme le dit Aristote, les grands animaux et ceux qui ont du sang, mais aussi les autres plus petits, qui n'ont point de sang, comme les crustacés et les testacés, les limaces, les colimaçons, les écrevisses, les gammarus, les squilles et beaucoup d'autres. Même sur les guêpes et les mouches, à l'aide d'une loupe qui permet de discerner les petits objets, j'ai vu à l'extrémité de leur corps, à cette partie qu'on appelle queue, un cœur battre, et j'ai pu le faire voir à quelques personnes.

Mais chez les animaux qui n'ont point de sang,

1. *De motu animalium*, cap. 8.

le cœur bat avec une extrême lenteur et à de très rares intervalles : ces contractions sont analogues à celles du cœur des autres animaux à l'agonie. On peut facilement constater le fait sur des limaçons. On trouvera leur cœur au fond d'un orifice situé au côté droit, orifice qu'on voit s'ouvrir et se fermer alternativement pour renouveler l'air. C'est par là qu'ils rejettent leur salive, lorsqu'on met à nu leur extrémité supérieure, près d'une partie analogue au foie.

Notons aussi qu'en hiver et pendant les froides saisons, il y a, parmi les animaux privés de sang, certaines espèces (comme le limaçon, par exemple) dont le cœur n'a plus de pulsations, et qui paraissent avoir une vie analogue à la vie des plantes, pareillement à ces animaux appelés, pour cette raison, animaux-plantes (zoophytes).

Chez tous les animaux où il y a un cœur, il y a des oreillettes ou des parties analogues aux oreillettes. Partout où le cœur a deux ventricules, il y a à côté d'eux toujours deux oreillettes. C'est une règle sans exception. Il est vrai que pour l'embryon de l'œuf il y a tout d'abord, comme je l'ai dit, une poche, ou une oreillette, ou une goutte de sang animée de pulsations; puis le cœur se forme et se développe. Il en est de même chez certains animaux adultes, qui semblent ne pas pouvoir acquérir un organisme plus parfait et ont une vésicule pulsatile, comme un point rouge et blanc, qui paraît être le principe de la vie, par exemple chez les abeilles, les guêpes, les limaçons, les colimaçons, les squilles, les gammarus.

Il y a chez nous une petite squille, appelée en anglais *shrimp*, et en flamand *garneel*. On la prend dans la mer et dans la Tamise; son corps est tout transparent. Souvent, après l'avoir mise dans l'eau, je l'ai montrée à mes amis; on pouvait très distinctement voir les mouvements du cœur de cet animal; et, les parties extérieures du corps étant transparentes, on apercevait, comme par une fenêtre, les palpitations de son cœur.

Dans l'œuf de poule, après quatre ou cinq jours d'incubation, j'ai pu, en enlevant la coquille de l'œuf et en le mettant dans l'eau chaude, montrer la première ébauche du fœtus comme un nuage. Au milieu de ce nuage le point de palpitation du sang était si petit qu'il disparaissait pendant la contraction et qu'il échappait à la vue; pendant le relâchement, il reparaissait, comme un point rouge aussi petit que la tête d'une épingle. Ce point qui apparaissait, puis disparaissait ensuite, semblait faire flotter le principe de la vie entre l'être et le néant[1].

1. Voyez la note 2.

CHAPITRE CINQUIÈME

DU MÉCANISME ET DES USAGES DES MOUVEMENTS DU COEUR.

Ce sont, je l'avoue, ces observations qui m'ont fait enfin trouver quel était le mouvement du cœur.

L'oreillette se contracte la première. Par sa contraction elle presse le sang qu'elle contenait, et comme elle est l'aboutissant des veines, le réceptacle et le réservoir du sang, elle peut ainsi lancer tout le sang dans le ventricule du cœur. Une fois que le ventricule est rempli, le cœur se redresse, en contractant tous ses muscles ; les ventricules se resserrent, et il y a une pulsation : par l'effet de cette pulsation, le sang de l'oreillette droite se trouve conduit dans les artères. Le ventricule droit envoie le sang dans les poumons par ce vaisseau qu'on appelle veine artérieuse, mais qui en réalité, par sa structure, ses usages et sa disposition, est une artère ; le ventricule gauche envoie le sang dans l'aorte, et, par les différentes artères, dans toutes les parties du corps.

Ces deux mouvements, l'un pour les oreillettes, l'autre pour les ventricules, se suivent si bien en conservant leur harmonie et leur rythme, qu'il semble n'y en avoir qu'un, surtout pour le cœur des animaux à sang chaud, car le cœur de ces derniers est agité de rapides mouvements. Et c'est de la même manière que dans les machines mises en mouvement par une roue on voit tout se mouvoir à la fois. Dans le mécanisme qu'on adapte aux arquebuses, la compression d'une petite palette fait tomber le silex qui frappe sur la lumière. Le feu jaillit, tombe sur la poudre, la poudre prend feu, éclate ; le projectile vole et atteint le but ; tous ces mouvements si rapides se font en un clin d'œil. De même pour la déglutition, la base de la langue s'élève, la bouche se resserre, les aliments ou les boissons entrent dans l'arrière-gorge, le larynx se porte en haut par l'action de ses muscles et se ferme par l'épiglotte, le sommet du pharynx s'ouvre par ses muscles, comme un sac ; il se porte en haut pour saisir l'aliment et se dilate pour le recevoir ; une fois qu'il le tient, ses fibres circulaires le resserrent, ses fibres longitudinales l'attirent en bas, et cependant tous ces mouvements divers, accomplis par des organes distincts, semblent, par leur harmonie et leur symétrie, ne constituer qu'un seul mouvement et une seule action que nous appelons déglutition.

Il en est tout à fait de même pour le mécanisme des mouvements du cœur, qui sont comme une déglutition et un passage du sang des veines dans les artères. Qu'on regarde avec soin dans cette intention les mouvements du cœur sur un animal vivant, et on verra, ainsi que je l'ai dit, que le cœur se redresse, que les ventricules et les oreillettes se contractent presque simultanément; mais l'on verra aussi une certaine ondulation, et un mouvement vague du cœur, qui penche un peu dans le sens du ventricule droit et se contourne légèrement en achevant son mouvement. Quand un cheval boit et avale de l'eau qu'il introduit dans son estomac, on entend à chaque déglutition, si on ausculte le cou, un certain bruit, et si on lui touche le cou, on sent une certaine impulsion. Il en est de même pour le cœur ; au moment où ses contractions font passer une partie du sang des veines dans les artères, on sent une pulsation et on peut entendre un bruit dans la poitrine.

Ainsi se passent les mouvements du cœur : et le seul usage du cœur, c'est le passage du sang dans les extrémités, par l'intermédiaire des artères, en sorte que le pouls que nous sentons aux artères n'est autre chose que l'impulsion du sang chassé par le cœur.

Mais le cœur donne-t-il au sang, outre ce mouvement, ce passage et cette distribution aux différentes parties du corps, quelque chose de plus, à savoir de la chaleur, des esprits vitaux ou un autre élément de perfectionnement? C'est ce que nous rechercherons plus tard en recueillant de nouvelles observations. Qu'il nous suffise pour le moment de montrer que l'action du cœur et la contraction des ventricules chassent le sang et le font passer des veines dans les artères, et de là dans tout le reste du corps.

C'est là un fait que tout le monde accepte d'une manière ou de l'autre d'après la structure du cœur,

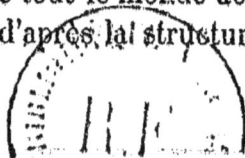

la disposition, la situation et le mécanisme des valvules. Mais là, comme dans un lieu obscur, on voit
tous les anatomistes tâtonner et hésiter, essayant en
vain d'accorder des opinions diverses et contradic-
dictoires, et d'accumuler les conjectures, ainsi que
nous l'avons démontré plus haut.

La principale cause de cette hésitation, et la
seule cause de ces erreurs, me paraît consister dans
l'ignorance des rapports du cœur et du poumon chez
l'homme. En voyant la veine artérieuse se perdre
dans les poumons, ainsi que l'artère veineuse, on
ne pouvait comprendre comment et par où le ventricule droit distribue le sang dans le corps et comment le ventricule gauche va chercher le sang dans
la veine cave. C'est ce qu'attestent les paroles de Galien, attaquant les idées d'Érasistrate sur l'origine
et les fonctions des veines, et la coction du sang[1].
*Vous répondrez, dit-il, que le sang se forme dans
le foie, et, de là, est porté au cœur, où il va subir une
dernière transformation et prendre sa perfection défi-
nitive, ce qui ne manque pas d'être raisonnable; car
nul parfait, nul grand ouvrage ne s'est fait subitement
et tout d'un coup, et n'a pu par un seul instrument
acquérir toute sa perfection. Mais, s'il en est ainsi, mon-
trez-nous un autre vaisseau qui nous ramène du cœur le
sang complètement perfectionné et le répande dans
tout le corps, comme les artères répandent l'esprit
vital.* Ainsi Galien avait désapprouvé et délaissé
une opinion raisonnable, parce qu'il ne voyait pas

---

1. *De placitis Hippoc. et Plat.*, VI.

la voie de passage du sang, et qu'il ne pouvait trouver le vaisseau qui partant du cœur lance le sang dans tout le corps.

Mais si, à l'appui de l'opinion d'Érasistrate, opinion qui est la nôtre, et qui, de l'aveu de Galien, est conforme à la raison ; si, dis-je, on avait pu montrer du doigt une grande artère distribuant dans toutes les parties du corps le sang chassé du cœur, je voudrais savoir ce qu'eût dit ce grand et divin génie. S'il eût dit que les artères distribuent l'esprit vital et non le sang, comment aurait-il pu réfuter Érasistrate qui prétendait qu'il n'y avait dans les artères que l'esprit vital ? Certes il se serait alors contredit lui-même, reniant impudemment les idées qu'il soutient ardemment dans ses ouvrages, contre ce même Érasistrate, lorsqu'en s'appuyant d'un grand nombre d'arguments excellents il démontrait par des expériences que, dans les artères, à l'état normal, il y a du sang et non de l'air.

Au contraire, cet homme divin reconnaissait, comme il le dit dans le même ouvrage, *que toutes les artères du corps prennent naissance dans une grande artère, et que celle-ci vient du cœur, et que dans les artères le sang se trouve contenu et mis en mouvement. Les trois valvules sigmoïdes, situées à l'orifice de l'aorte, empêchent le retour du sang dans le cœur, et la nature ne les aurait pas placées dans un organe aussi parfait, si elle ne leur eût assigné une immense fonction à remplir.* Ainsi, le père de la médecine reconnaîtrait expressément cette vérité, et il la reconnaît, comme on peut le voir en lisant son livre.

Et je ne vois pas comment il pourrait nier que la grande artère soit le vaisseau qui transporte le sang, qui a acquis toute sa perfection, du cœur dans le corps tout entier; et s'il hésitait, comme l'ont fait jusqu'à ce jour ses successeurs, c'est qu'ignorant les rapports intimes du cœur et du poumon, on n'avait pas pu discerner les voies par où le sang passe des veines dans les artères.

Cette question ne trouble pas médiocrement les anatomistes, qui dans leurs dissections trouvent l'artère veineuse et le ventricule gauche remplis d'un sang épais, noir et en caillots; et ils ont été forcés d'affirmer que le sang passe du ventricule droit dans le ventricule gauche, à travers la cloison du cœur. Mais j'ai déjà repoussé cette idée. La voie est toute prête, elle est largement ouverte. Une fois qu'on l'a trouvée, il n'y a plus de difficulté; personne n'est plus arrêté, et on peut reconnaître la vérité de ce que j'ai dit sur l'impulsion du cœur et des artères, le passage du sang des veines dans les artères et la distribution du sang dans tout le corps par les artères.

CHAPITRE SIXIÈME

Il est donc probable que les erreurs des anatomistes sur ce sujet ont pour cause l'ignorance des
rapports du cœur et du poumon. Le tort fréquent de
ces anatomistes, c'est de vouloir parler des organes
des animaux et les connaître en n'étudiant que
l'homme, et même le cadavre humain, agissant
comme ceux qui voudraient connaître la politique, en
étudiant la constitution d'un seul pays ; comme ceux
qui, connaissant la nature d'un terrain, prétendraient
savoir l'agriculture ; comme ceux qui, pour connaître une proposition particulière, voudraient raisonner sur tout.

En effet, si l'on était aussi versé dans l'anatomie
des animaux que dans l'anatomie de l'homme, on
trouverait sans doute très facilement la solution de
cette question qui nous tient tous perplexes.

Chez les poissons, qui n'ont qu'un seul ventricule
(car ils n'ont point de poumons), les rapports du
cœur et des vaisseaux sont faciles à voir : il y a à la
base du cœur une poche pleine de sang, tout à fait

analogue à une oreillette, qui envoie le sang dans le
cœur : le cœur chasse ensuite le sang par un canal
(soit une artère, soit un vaisseau analogue à une
artère) : on peut bien discerner ces faits, et on les
démontre encore mieux en coupant cette artère :
à chaque contraction du cœur le sang en jaillit avec
force.

Il en est de même pour tous les animaux qui
n'ont qu'un ventricule, ou qui paraissent n'en avoir
qu'un, ce que l'on voit sur les poissons. On peut facilement faire ces observations sur les crapauds, les
grenouilles, les serpents et les lézards. Il est vrai que
ces animaux ont des poumons, puisqu'ils crient. J'ai,
sur l'admirable mécanisme de leurs poumons et des
organes qui s'y rattachent, recueilli un grand nombre
d'observations; mais je ne veux pas en parler ici.
Néanmoins mes dissections m'ont démontré que
chez ces animaux le sang était chassé par le cœur
des veines dans les artères. La route est large, évidente, et il n'y a ni difficulté ni sujet d'hésitation. Les
choses se passent comme sur un homme dont la cloison ventriculaire serait détruite ou perforée, dont les
deux ventricules ne feraient plus qu'un seul, et alors
le sang pourrait passer des veines dans les artères.

Mais il y a plus d'animaux privés de poumons,
que d'animaux qui en sont doués ; il y a plus d'animaux ayant un seul ventricule que d'animaux en
ayant deux. Il faut donc en conclure que chez les
animaux, il y a ἐπὶ τὸ πολύ (en général) un passage qui
permet au sang de passer des veines dans les artères
par les cavités du cœur.

J'ai vu de plus que chez les embryons des animaux, et même des animaux qui ont des poumons, cette disposition est encore très évidente.

Chez le fœtus, il y a quatre vaisseaux qui vont au cœur : la veine cave, l'artère veineuse (veine pulmonaire), la veine artérieuse (artère pulmonaire) et l'aorte ou grande artère. Ces vaisseaux ne présentent pas alors les mêmes rapports que chez l'adulte, ce que savent parfaitement tous les anatomistes.

La veine cave se déverse dans la veine pulmonaire avant de s'ouvrir dans le ventricule droit et de donner naissance à la veine coronaire, un peu au-dessus du point où elle sort du foie. Cette union est une anastomose latérale, qui a la forme d'une large ouverture ovale, faisant communiquer abondamment la veine cave et la veine pulmonaire. Ainsi le sang passe, comme par un vaisseau unique, de la veine cave dans la veine pulmonaire, et peut couler à plein flot jusque dans l'oreillette gauche et le ventricule gauche. Au-dessus de cette ouverture ovale, et du côté de la veine pulmonaire, se trouve un opercule, semblable à une fine membrane, plus grand que l'ouverture. Cet opercule, en s'accroissant de tous côtés, finit par obstruer tout à fait l'ouverture et l'oblitérer. Cette membrane est disposée de telle sorte qu'en se relâchant elle laisse la voie ouverte au sang qui passe librement dans le cœur et dans les poumons; au contraire, elle empêche le sang de retourner dans la veine cave. Aussi, chez le fœtus, le sang passe par cette ouverture de la

veine cave dans la veine pulmonaire, et de là dans
l'oreillette gauche du cœur; et, une fois qu'il y est
entré, il ne peut revenir sur ses pas.

L'autre anastomose de l'artère pulmonaire a
lieu lorsque cette artère sortant du ventricule droit
se partage en deux rameaux. A ces deux branches
vient s'en ajouter une troisième, c'est le canal
artériel, qui se dirige obliquement vers l'aorte dans
laquelle il s'ouvre. Il en résulte que chez le fœtus
on trouve comme deux aortes, soit deux grands
vaisseaux par lesquels l'aorte semble naître du cœur.
Le canal artériel, chez l'adulte, diminue, s'atrophie
et finalement se dessèche et disparaît tout à fait,
comme la veine ombilicale.

Le canal artériel n'a point de membrane intérieure
qui empêche le passage du sang dans un sens ou dans
l'autre; car il y a, à l'orifice de l'artère pulmonaire,
dont ce canal est, ainsi que je l'ai dit, la continuation,
trois valvules sigmoïdes qui regardent en dedans et
qui cèdent facilement quand le sang passe du ventricule droit dans l'aorte, mais qui, au contraire,
fermant tout à fait l'entrée, empêchent le sang de
revenir, des poumons ou de l'aorte, dans le ventricule
droit. Il est donc légitime de conclure que chez l'embryon le cœur en se contractant chasse continuellement le sang du ventricule droit dans l'aorte par
cette voie.

On dit généralement que ces deux anastomoses,
d'ailleurs si évidentes et si considérables, étaient uniquement destinées à la nutrition des poumons, et
que chez les adultes, la chaleur et le mouvement des

poumons exigeant une nutrition plus considérable,
ils s'oblitèrent, disparaissent et deviennent imper-
méables. Mais cette opinion est peu vraisemblable et
peu raisonnable, et c'est aussi une erreur que de
regarder le cœur de l'embryon comme oisif, sans
action et sans mouvement, et de penser que la
nature, pour nourrir les poumons, a dû créer au
sang ces deux passages. Ne voyons-nous pas au
contraire, dans les œufs que couve une poule, et sur
les embryons arrachés de l'utérus de certains animaux, le cœur se mouvoir comme chez les adultes?
La nature n'avait donc pas besoin de ces anastomoses.
D'ailleurs ce mouvement du cœur chez l'embryon,
dont nous avons souvent été témoins nous-mêmes,
Aristote aussi l'affirme [1]. *Il est*, dit-il, *dans la nature du cœur de battre, es les premiers commence-
ments de la vie; on peut s'en rendre compte et par les
vivisections et par l'étude des poulets dans l'œuf*. Bien
plus, nous pouvons voir que ces vaisseaux, tant
chez l'homme que chez les autres animaux, sont
libres et ouverts, non seulement pendant la vie intra-
utérine, mais encore pendant plusieurs mois et même
pendant quelques années, pour ne pas dire pendant
toute la vie, comme chez l'oie et d'autres oiseaux
encore, mais surtout sur les petits animaux. C'est
peut-être ce qui a fait penser à Botal qu'il avait
découvert une nouvelle communication du sang de
la veine cave dans le ventricule gauche; et j'avouerai
que moi-même je l'ai cru aussi, ayant trouvé cette

---

1. *De respir.*, lib. III.

communication largement établie sur un gros rat adulte.

Ces faits nous font comprendre comment chez le fœtus humain et chez les animaux, où ces communications ne sont pas détruites, les contractions du cœur chassent le sang de la veine cave dans l'aorte par les deux ventricules à la fois.

Le ventricule droit recevant le sang de l'oreillette le chasse dans la veine artérieuse et dans sa continuation, c'est-à-dire dans le canal artériel, de sorte que le sang est chassé dans l'aorte. En même temps, le ventricule gauche reçoit le sang qui a passé de la veine cave dans l'oreillette gauche par le trou ovale. L'oreillette gauche se contracte, et le ventricule gauche par sa contraction chasse le sang dans cette même artère aorte.

Ainsi chez les fœtus, comme les poumons n'agissent pas et ne servent pas plus que s'ils n'existaient pas, la nature fait usage des deux ventricules, comme d'un seul, pour faire circuler le sang, et la disposition pour les fœtus qui ont des poumons, mais qui ne respirant pas n'en font pas usage, est la même que pour les animaux inférieurs qui n'ont pas de poumons. C'est ce qui démontre jusqu'à l'évidence que les contractions du cœur font circuler le sang de la veine cave dans l'aorte : les voies sont aussi larges, le passage est aussi facile qu'il le serait chez l'homme adulte dont les deux ventricules communiqueraient, la cloison ayant été enlevée. Chez la plupart des animaux, chez tous les animaux à une certaine époque, ces voies de passage sont très largement ouvertes et font circuler le sang à travers les ventricules. Et maintenant pourquoi donc pensons-nous que chez quelques animaux à sang chaud (l'homme par exemple), arrivés à l'âge adulte, ce passage du sang ne se fait pas à travers les poumons, comme il se fait chez le fœtus par ces anastomoses nécessaires, alors que les poumons n'ayant aucun usage ne peuvent être traversés par le sang? Comment peut-il être préférable (et la nature ne fait que ce qui est préférable à tout le reste) que chez l'adolescent la nature ferme ce passage, tandis que chez le fœtus et tous les animaux, la communication est largement établie? Et pourquoi la nature, au lieu d'ouvrir d'autres vaisseaux pour le passage du sang, a-t-elle complètement empêché ce passage chez le fœtus?

Nous voici donc arrivés à ce point que, pour savoir quels sont chez l'homme les vaisseaux par où passe le sang de la veine cave dans le ventricule gauche et la veine pulmonaire, on doit, si l'on veut bien faire, chercher la vérité dans les dissections.

On doit aussi se demander pourquoi, chez les animaux plus parfaits, la nature a voulu que, lorsqu'ils sont adultes, le sang passe à travers le parenchyme pulmonaire, plutôt que par ces larges anastomoses, car on ne peut admettre d'autre voie de communication. Peut-être cela tient-il à ce que, les animaux plus perfectionnés ayant un sang plus chaud, leur chaleur, lorsqu'ils sont adultes, les consume et tend à les suffoquer. C'est pourquoi le sang passe et filtre à travers les poumons pour être rafraîchi par l'air aspiré, et pour que l'individu soit préservé par là contre

l'ébullition, la suffocation ou quelque chose de semblable. Mais, pour déterminer nettement ces fonctions
et en donner la raison, ce serait en vérité examiner
quelles sont les fonctions des poumons. Il est vrai,
j'ai recueilli un grand nombre d'observations sur les
mouvements et les fonctions des poumons, sur la
respiration, sur le besoin d'air et sur différents
phénomènes de la respiration dont j'ai été témoin
chez plusieurs animaux. Néanmoins, comme je ne
veux pas ici m'écarter de l'étude que je me suis proposée, à savoir celle des mouvements et des fonctions du cœur, pour ne pas troubler cette étude ou
chercher à échapper à la solution de ce problème,
je me propose d'exposer ailleurs mes idées là-dessus
dans un traité particulier, et je reviens aux phénomènes ayant trait à la question que je me suis
posée.

Chez les animaux supérieurs et à sang chaud,
quand ils sont adultes, je dis que le sang est poussé
par le ventricule droit dans l'artère pulmonaire et
dans les poumons, que de là il va dans la veine pulmonaire, puis dans l'oreillette gauche, et enfin dans
le ventricule gauche. Je vais chercher à prouver :
d'abord qu'il peut en être ainsi, et ensuite qu'il en
est ainsi.

CHAPITRE SEPTIÈME

LE SANG PASSE DU VENTRICULE DROIT DANS LES POUMONS ET DE LA DANS LA VEINE PULMONAIRE ET LE VENTRICULE GAUCHE.

Il est clair d'abord que cela peut se faire et que rien ne s'y oppose, comme l'eau traversant les terrains peut donner naissance aux ruisseaux et aux fontaines, comme la sueur peut passer à travers la peau, et l'urine à travers le parenchyme rénal. Remarquons aussi que ces individus qui prennent les eaux de Spa ou de la Madone, comme on dit, dans la plaine de Padoue, qui boivent des eaux acidulées ou sulfureuses, ou qui prennent des boissons gazeuses, les ont rendues tout entières au bout d'une ou deux heures dans leurs urines. Cette masse de substance doit mettre un certain temps à être digérée ; il faut qu'elle passe par le foie, lequel deux fois dans la journée prend le suc des aliments dont nous faisons notre nourriture : de là, elle va dans les veines, dans le parenchyme rénal et dans les uretères, pour arriver à la vessie.

Certains auteurs pensent que le sang, ou plutôt toute la masse sanguine, ne peut absolument pas

passer à travers les poumons, comme le suc alimentaire à travers le foie. Ces gens, je parle avec le
poète, dès qu'une chose leur plaît, l'acceptent tout
de suite comme vraie ; leur déplaît-elle, elle n'est
vraie à aucun prix : craignant d'affirmer lorsqu'il
faudrait le faire, ils ne craignent pas d'affirmer lorsqu'il faudrait nier.

Le tissu du foie et celui du rein sont beaucoup
plus durs et d'une texture bien plus compacte que
celui du poumon. Mais accordons aux reins et au
foie une texture spongieuse; pour le foie, il n'y a
aucune impulsion, aucune puissance qui le force à
être traversé par le sang; tandis que le sang est
chassé avec force dans les poumons par la contraction du ventricule droit, qui doit dilater les vaisseaux
et faire pénétrer le sang dans les porosités des poumons. En outre, dans la respiration, les poumons
s'élèvent et s'abaissent. Nécessairement ce mouvement doit ouvrir et fermer les porosités et les vaisseaux comme une éponge : les organes ayant une
constitution spongieuse se resserrent et se dilatent
alternativement, tandis que le foie est immobile, et
qu'on n'y a jamais vu ces alternatives de dilatation
et de resserrement.

Enfin personne ne peut nier que le suc des aliments ingérés passe par le foie dans la veine cave,
chez l'homme, chez le bœuf et chez les grands animaux. Pour que la nutrition s'opère, il faut que les
aliments pénètrent dans les veines et de là dans le
foie. On est forcé de l'admettre, car ils ne peuvent
passer ailleurs. Pourquoi n'admettrait-on pas avec

autant de raison que chez ces mêmes animaux
adultes le sang passe par le poumon? Pourquoi ne pas
conclure avec Colombo, savant et habile anatomiste,
que par suite de l'amplitude et de la disposition des
vaisseaux pulmonaires, par suite de la présence dans
ces vaisseaux du même sang que dans la veine pulmonaire et dans le ventricule gauche, le sang a dû y
venir par les veines, et qu'il n'a pas d'autre voie, pour
arriver dans le ventricule gauche, que la voie des
poumons, ainsi que nous l'avons pu démontrer,
comme cet auteur, par des preuves anatomiques et
autres, précédemment exposées.

Mais, puisqu'il y a des gens qui n'admettent que
l'autorité des auteurs, disons-leur que les paroles
de Galien lui-même confirment cette vérité, à savoir
que non seulement le sang peut passer de l'artère
pulmonaire dans la veine pulmonaire et de là dans
le ventricule gauche du cœur et dans les artères,
mais que ce mouvement est dû aux contractions
continuelles du cœur et aux mouvements respiratoires des poumons.

A l'orifice de l'artère pulmonaire, il y a trois valvules sigmoïdes ou semi-lunaires, qui ne laissent pas
venir au cœur le sang qui a une fois pénétré dans
cette artère. C'est là un fait bien connu, et Galien
explique ainsi les fonctions et les usages de ces valvules[1].

« Dans tout le corps, dit-il, les artères s'abouchent
avec les veines et échangent entre elles l'air et le

_____
1. *De usu part.*, lib. VJ, cap. x.

sang au moyen d'ouvertures invisibles et extrêmement fines. Si le grand orifice de la veine artérieuse
eût été toujours également ouvert, et que la nature
n'eût pas trouvé un moyen pour le fermer et l'ouvrir
tour à tour dans le temps convenable, jamais le sang
par les ouvertures invisibles et étroites n'eût pénétré
dans les artères quand le thorax se contracte. Toutes
choses n'ont pas la même propension à être attirées
ou rejetées par toute espèce de corps. Si une substance légère, plus facilement qu'une lourde, est attirée par la dilatation des organes et rejetée par leur
contraction, ce qui marche dans un conduit large est
plus facilement renvoyé que ce qui chemine dans un
conduit étroit. Quand le thorax se contracte, les
artères du poumon à tunique de veine (veines pulmonaires), intérieurement repoussées et refoulées avec
force de toutes parts, expriment à l'instant le pneuma
qu'elles renferment, et en échange s'imprègnent
par ces étroits conduits de particules de sang,
ce qui n'eût pas été possible si le sang eût pu re-
brousser chemin par le grand orifice (auriculo-ventriculaire droit) qui existe à cette veine du côté du
cœur. Quand le sang est comprimé de toutes parts,
trouvant le passage fermé à travers le grand orifice,
il pénètre en gouttes fines dans les artères par ces
étroits conduits. »

Et dans le chapitre qui suit : « Plus le thorax se
contracte pour chasser le sang, plus ces membranes
(c'est-à-dire les valvules sigmoïdes) en ferment exactement l'entrée et ne laissent rien revenir. » Et dans
ce même chapitre x il avait dit : « S'il n'y avait pas

de valvules, il en serait résulté un triple inconvénient. D'abord le sang exécuterait inutilement et sans fin un double voyage ; au moment de la dilatation du poumon, le sang en remplirait toutes les veines, et au moment de la contraction du poumon, il s'opérerait comme un reflux incessant, ainsi que pour les flots de l'Euripe, reflux donnant au sang un mouvement de va-et-vient qui ne lui est nullement propice. Ce désagrément est peut-être léger en lui-même, mais la gêne qui en résulterait pour l'utilité de la respiration ne serait pas un inconvénient médiocre, etc. » Et un peu plus loin il ajoute : « Un troisième inconvénient eût accompagné le retour en arrière du sang dans l'expiration, si notre créateur n'eût imaginé les épiphyses membraneuses. » D'où il conclut au chapitre xi : « Il y a pour toutes les valvules une utilité commune, qui consiste à s'opposer au retour des matières, et pour chacune une utilité spéciale ; les unes font sortir les matières du cœur, de manière qu'elles n'y rentrent pas ; les autres l'y introduisent de façon qu'elles n'en puissent sortir. La nature ne voulait pas imposer au cœur un travail inutile, en le condamnant à envoyer le sang à une partie d'où il était préférable de le tirer, et au contraire à le tirer souvent d'un endroit où il fallait l'envoyer. »

Et un peu après : « Il y a, dit-il, deux vaisseaux qui se rendent au cœur, l'un qui y va et qui a une seule tunique, l'autre qui en sort et qui a une double tunique. Il semblait donc nécessaire qu'ils eussent un diverticulum commun, soit le ventricule droit. (Galien entend le ventricule droit ; mais pour la même

raison, j'entends aussi le ventricule gauche du cœur.)
C'est en ce point qu'ils convergent tous les deux;
par l'un arrive le sang; par l'autre il s'éloigne. »

Le même raisonnement que faisait Galien pour le
passage du sang de la veine cave dans les poumons
à travers le ventricule droit s'applique aussi, avec
plus de raison encore, au passage du sang des veines
dans les artères à travers le cœur. Les paroles de
Galien, ce père divin de la médecine, nous apprennent
clairement que le sang passe par les poumons de
la veine artérieuse dans les ramuscules de l'artère
veineuse, tant par les contractions du cœur que
par les mouvements des poumons et du thorax. Les
ventricules du cœur, comme un réservoir, reçoivent
le sang pour le projeter ensuite dans tout le corps;
et pour cet usage il y a quatre valvules, deux pour
recevoir le sang, et deux pour le projeter. Si l'on
n'admet pas ce fait, il faut admettre que le sang
s'agite sans raison, comme les flots de l'Euripe, qu'il
va çà et là, qu'il retourne en arrière quand il aurait
dû avancer, et qu'il abandonne les parties où il aurait
dû aller[1], en sorte que le cœur s'épuiserait dans
un vain travail et empêcherait la respiration des
poumons.

Enfin notre théorie est justifiée, que le sang passe
continuellement et totalement à travers les porosités
pulmonaires du ventricule droit dans le ventricule
gauche, et de la veine cave dans l'artère aorte. En

---

1. Voyez le savant commentaire d'Hoffman sur Galien. *De usu part.*,
lib. VI. Je n'ai connu ce livre qu'après avoir écrit les pages qu'on lit
ici. (*N. de Harvey.*)

effet, comme le sang passe constamment du ventricule droit dans les poumons par la veine artérieuse,
et comme, lorsqu'il est dans les poumons, il est
attiré par le ventricule gauche, ainsi que le démontre
la disposition des valvules, il est nécessaire que ce
trajet se fasse d'une manière continue. Et de même,
comme le sang entre continuellement dans le ventricule droit du cœur et sort continuellement du ventricule gauche, ce que les raisonnements démontrent,
il est impossible qu'il n'y ait pas un courant continu
du sang, de la veine cave à l'artère aorte.

Ainsi donc l'anatomie nous montre, chez la plus
grande partie des animaux et chez tous après les premiers âges de la vie, que la circulation se fait par les
larges voies des vaisseaux, les pores invisibles des
poumons, et les anastomoses des artères et des veines
du poumon, ainsi que l'indique Galien, et ainsi que
le démontrent les preuves données par nous-mêmes
plus haut. Quoiqu'un seul ventricule, le ventricule
gauche, eût suffi à envoyer le sang dans tout le corps
et à le conduire hors de la veine cave, comme cela a
lieu chez les animaux qui manquent de poumons,
cependant la nature, voulant que le sang passât à travers les poumons, a dû ajouter le ventricule droit, qui,
par ses contractions, remplaçant le ventricule gauche,
envoie dans les poumons le sang de la veine cave :
c'est pourquoi le ventricule droit sert au passage du
sang par le poumon, mais non à la nutrition du poumon. Aussi bien serait-il absurde de dire que les poumons ont besoin d'une nourriture très abondante et
d'un sang très pur et très riche en esprits, sortant

directement des ventricules, plutôt que la substance nerveuse, si parfaite, plutôt que le globe
oculaire, si admirablement constitué, plutôt que la
substance même du cœur, lequel est nourri par l'artère coronaire.

CHAPITRE HUITIÈME

DE LA QUANTITÉ DE SANG QUI PASSE PAR LE COEUR,
DES VEINES DANS LES ARTÈRES, ET DU MOUVEMENT
CIRCULAIRE DU SANG.

Peut-être mes idées sur le passage du sang des
veines dans les artères, sur le trajet qu'il parcourt
et sur les mouvements du cœur, ont-elles été adop-
tées par certains auteurs qui admettent le témoignage de Galien et les raisons de Colombo et d'autres
anatomistes ; mais maintenant ce qui me reste à dire
(et ce sont des points très dignes de considération)
sur la masse du sang qui passe dans les artères, et
sur son origine, est si nouveau et si peu admis, que
je crains non seulement la jalousie de quelques personnes, mais l'inimitié de tous : tant-il est vrai que
la routine et une doctrine adoptée, profondément
enracinée dans notre esprit, sont pour nous comme
une seconde nature, surtout quand le respect de la
grande antiquité vient s'y joindre. Néanmoins, que le
sort en soit jeté! J'ai confiance dans la loyauté des
savants et dans leur amour pour la vérité.

En considérant la grande quantité de sang que
je trouvais dans les vivisections et les ouvertures

d'artères, la symétrie et l'étendue des ventricules et des vaisseaux afférents et efférents, je me disais souvent que la nature, n'ayant rien fait en vain, ne pouvait avoir donné en vain à ces vaisseaux une telle étendue ; enfin, en réfléchissant à l'admirable mécanisme des valvules, des fibres et de toute la structure du cœur, à l'abondance du sang mis en mouvement, à la rapidité de ce mouvement, je me demandais si le suc des aliments ingérés pouvait suffire à renouveler incessamment le sang incessamment épuisé. Je compris que les veines seraient vidées et épuisées, et que, d'autre part, les artères se rompraient par cet afflux continuel de sang, si le sang ne retournait par quelque voie des artères dans les veines et ne revenait dans le ventricule droit du cœur.

Je me suis donc d'abord demandé si le sang avait un mouvement circulaire, ce dont j'ai plus tard reconnu la vérité ; j'ai reconnu que le sang sortant du cœur était lancé par la contraction du ventricule gauche du cœur dans les artères et dans toutes les parties du corps, comme par la contraction du ventricule droit, dans l'artère pulmonaire et dans les poumons. De même passant par les veines, il revient dans la veine cave et jusque dans l'oreillette droite, et passant par les veines pulmonaires, il revient dans l'oreillette gauche.

On peut donc appeler ce mouvement du sang, mouvement circulaire, comme Aristote avait appelé circulaire le mouvement de l'atmosphère et des pluies. En effet, la terre humide est desséchée par la chaleur du soleil; les vapeurs, à mesure qu'elles s'élèvent, se condensent : alors elles tombent sous la forme de pluies et arrosent la terre, et de cette manière prennent naissance les saisons et les différents météores, grâce au mouvement circulaire du soleil qui tantôt s'éloigne et tantôt se rapproche.

C'est ainsi vraisemblablement que, grâce au mouvement du sang, toutes les parties de notre corps sont alimentées, réchauffées, vivifiées par l'afflux d'un sang plus chaud, d'un sang complet, chargé de vapeurs et de vitalité, d'un sang pour ainsi dire nutritif. Arrivé aux différentes parties du corps, le sang se refroidit, se coagule, devient inactif. Il retourne alors à son principe, c'est-à-dire au cœur, comme au dieu créateur et protecteur du corps, pour y reprendre toute sa perfection. Là il trouve une chaleur naturelle, puissante, qui est le trésor de la vie, qui est riche en esprits vitaux, riche, si je puis m'exprimer ainsi, en parfums, puis il est de nouveau envoyé dans tous les organes, et ce mouvement circulaire dépend des mouvements et des pulsations du cœur.

Ainsi le cœur est le principe de la vie et le soleil du microcosme, comme on pourrait en revanche appeler cœur du monde le soleil. C'est par lui que le sang se meut, se vivifie, résiste à la putréfaction et à la coagulation. En nourrissant, réchauffant et animant le sang, ce divin organe sert tout le corps : c'est le fondement de la vie et l'auteur de toutes choses. Mais nous en parlerons mieux en discutant sur la finalité du cœur.

Ainsi les veines sont des vaisseaux qui ramènent le sang, et il faut les diviser en deux ordres : la veine cave et l'aorte, non pas parce qu'elles se jettent chacune dans un côté du cœur différent (comme le dit Aristote), non pas, comme le croit le vulgaire, parce que leur structure est différente; car chez beaucoup d'animaux, la structure de la veine ne diffère guère de celle de l'artère; mais ce qui les distingue profondément, ce sont leurs fonctions et leurs usages. La veine et l'artère, appelées toutes deux veines par les anciens, avec raison, comme l'a remarqué Galien, sont des vaisseaux qui amènent tous deux le sang : l'artère du cœur dans les organes, la veine des organes dans le cœur. L'une part du cœur, l'autre y va. L'une contient un sang froid et épuisé, impropre à la nutrition, l'autre un sang chaud, complet et nutritif.

CHAPITRE NEUVIÈME

Mais, pour qu'on ne nous accuse pas de nous contenter de mots, de faire des assertions spécieuses, sans fondements, et de vouloir innover à tort, nous posons trois hypothèses, qui, si elles sont vraies, démontreront clairement ce que j'avance et en feront éclater la vérité :

1° Le sang, poussé par la contraction du cœur, passe continuellement de la veine cave dans les artères, en si grande quantité que les aliments ne pourraient y suffire, et la totalité du sang suit ce passage en un temps très court.

2° Le sang, poussé par les pulsations artérielles, pénètre continuellement dans chaque membre et chaque partie du corps, et il en entre ainsi bien plus que la nutrition du corps ne l'exige, et bien trop pour que la masse du sang y puisse suffire.

3° Les veines ramènent constamment le sang de chaque membre dans le cœur.

Je dis qu'alors évidemment le sang circule, qu'il est chassé du cœur aux extrémités, et qu'il revient des extrémités au cœur, et ainsi de suite, accomplissant ainsi un mouvement circulaire.

Admettons par le raisonnement ou par l'expérience que le ventricule gauche, dilaté, et rempli de sang, contienne une, deux ou trois onces de sang : j'ai, pour ma part, trouvé sur un cadavre plus de trois onces.

Nous pouvons admettre que le cœur en se contractant perd une quantité quelconque de sang : en effet le ventricule en se resserrant contient moins de sang qu'auparavant : ainsi une certaine quantité de sang passe dans l'artère aorte : en effet il en passe toujours pendant la systole une certaine quantité, comme nous l'avons démontré au chapitre III. Tout le monde reconnaît ce fait, car la disposition des valvules le prouve manifestement. Il est donc légitime d'admettre comme vraisemblable qu'il passe dans l'artère ou la 4e, ou la 5e, ou la 6e, ou, au minimum, la 8e partie du sang contenu dans le ventricule dilaté.

Ainsi, chez l'homme, nous supposons qu'à chaque contraction du cœur, il passe une once, ou trois drachmes, ou une drachme de sang dans l'aorte. Ce sang ne peut revenir dans le cœur à cause de l'obstacle que lui opposent les valvules.

Or le cœur en une demi-heure a plus de mille contractions ; chez quelques personnes même, il en a deux mille, trois mille et même quatre mille. En multipliant par drachmes, on voit qu'en une demi-heure il passe par le cœur dans les artères trois mille drachmes, ou deux mille drachmes, ou cinq cents onces ; enfin une quantité de sang beaucoup plus considérable que celle qu'on pourrait trouver dans tout le corps. De même chez le mouton ou chez le chien, supposons qu'il passe un scrupule à chaque contraction du cœur, en une demi-heure, on aura mille scrupules, soit trois livres et demie de sang. Or dans tout le corps il n'y en a pas plus de quatre livres, comme je m'en suis assuré chez le mouton.

Ainsi en supputant la quantité de sang que le cœur envoie à chaque contraction et en comptant ces contractions, on voit que toute la masse du sang passe des veines dans les artères par le cœur et aussi par les poumons.

D'ailleurs ne prenons ni une demi-heure, ni une heure, mais un jour : il est clair que le cœur par sa systole transmet plus de sang aux artères que les aliments ne pourraient en donner, plus que les veines n'en pourraient contenir.

Et il ne faut pas dire que le cœur, en se contrac- tant, tantôt envoie du sang aux artères, tantôt n'en envoie pas, tantôt en envoie très peu, ni me reprocher des théories imaginaires. Déjà nous avons réfuté cette opinion contraire d'ailleurs au bon sens et à la raison; car s'il est nécessaire que, lorsque le cœur se dilate, les ventricules se remplissent de sang, il n'est pas moins nécessaire que, quand le cœur se contracte, les ventricules se vident et ne projettent une quantité notable de sang, à cause de la largeur des ouvertures et de la force de la contraction. Il passera ce qu'on voudra, le tiers, la 6e, la 8e partie du sang contenu dans le ventricule dilaté. Ce sera le même rapport

qu'entre la capacité du ventricule contracté et celle
du ventricule dilaté. Pendant la dilatation, le cœur
se remplit, et non pas d'une quantité de sang insi-
gnifiante ou imaginaire. De même, pendant sa contraction, il chasse le sang, et non pas une quantité
nulle ou imaginaire; mais la masse du sang envoyé
est toujours proportionnelle à la contraction du cœur.
Ainsi donc si, dans une seule contraction, le cœur
de l'homme, de la brebis ou du bœuf, chasse une
seule drachme de sang, et s'il y a mille contractions
dans une demi-heure, il faut en conclure qu'en une
demi-heure le cœur aura fait passer dans les artères
dix livres et cinq onces. Si une seule contraction
chasse deux drachmes, ce sera en une demi-heure
vingt livres et dix drachmes. Si une contraction
chasse une demi-once, quarante et une livres, si
une once, quatre-vingt-trois livres passeront des
veines dans les artères.

Quant à la quantité de sang que les contractions
du cœur chassent dans les artères, quant à la raison qui fait varier cette quantité du plus au moins,
ce sont des points que je tâcherai de traiter avec
détails, plus tard, d'après mes nombreuses observations.

D'abord je sais, et je voudrais que tout le
monde le sût aussi, que le sang coule en quantité
plus ou moins grande, que la circulation du sang
se fait tantôt avec rapidité, tantôt avec lenteur,
selon le tempérament, l'âge, les causes extérieures
et les causes intérieures, les choses naturelles et non
naturelles, selon le sommeil ou le repos, la nourri-

ture, l'exercice, les passions de l'âme et autres conditions pareilles. Mais, quelque petite que soit la
quantité de sang qui passe par le cœur et les poumons, il y en a néanmoins bien trop pour que les
aliments ingérés y puissent suffire, à moins que le
sang ne revienne par les mêmes trajets.

C'est ce qui fait penser à tous ceux qui ont pra-
tiqué des vivisections qu'il n'est pas besoin d'ouvrir
la grande artère aorte, mais n'importe quelle petite
artère du corps, même chez l'homme, comme l'a
remarqué Galien, pour que tout le sang du corps,
des artères, des veines s'épuise en moins d'une
demi-heure, et les bouchers peuvent dire qu'après
avoir coupé les artères jugulaires d'un bœuf pour le
tuer, il faut moins d'un quart d'heure pour qu tout
le sang s'écoule ; de même dans les amputations et les
ablations de tumeurs, tous les vaisseaux se vident
par suite de l'abondante hémorrhagie, et nous avons
pu voir ce fait.

Si l'on dit que, dans ces deux cas, les veines
ouvertes laissent échapper le sang, tout autant, sinon
plus que les artères, on n'ébranle pas la force de
cet argument, car on affirmerait une chose fausse.
En effet par les veines le sang ne s'écoule pas, car
il n'y a aucune force qui le chasse en avant; et la
disposition des valvules (comme nous le verrons
plus tard) fait qu'une veine ouverte rend très peu
de sang, tandis que par les artères le sang s'élance
au dehors à plein jet et avec impétuosité, comme
d'un siphon. D'ailleurs il est une expérience qui
consiste à ouvrir l'artère jugulaire chez le mou-

ton ou le chien, en respectant la veine : aussitôt le
sang sort avec violence, et on voit en peu de temps,
spectacle admirable ! se vider toutes les artères
et toutes les veines du corps. Or, d'après ce que
nous avons dit, il est clair que les veines et les
artères ne communiquent entre elles que par le
cœur. Il n'est plus permis d'en douter, si, après
avoir lié l'aorte au point où elle sort du cœur, et
ouvert l'artère jugulaire ou toute autre artère, on
voit les artères vides et les veines gorgées de sang.

Par là on voit manifestement pourquoi, en ouvrant les cadavres, on trouve tant de sang dans les
veines et si peu dans les artères, pourquoi il y en a
beaucoup dans le ventricule droit, et à peine dans
le ventricule gauche. Cela avait fait réfléchir les anciens et leur avait fait croire que pendant la vie il
n'y a que des esprits dans le ventricule gauche. En
réalité, cela tient à ce que le sang des veines ne peut
passer dans les artères qu'en traversant le cœur et les
poumons. Alors, l'animal ayant expiré, et les poumons
ayant cessé de se mouvoir, le sang ne peut passer des
extrémités de l'artère pulmonaire dans la veine pulmonaire et de là dans le ventricule gauche du cœur.
Nous avons vu qu'il en est de même pour le fœtus, et
que le sang ne peut passer par les poumons : car
chez le fœtus ces organes sont immobiles et ne
peuvent fermer et rouvrir les pores invisibles qui font
communiquer la veine et l'artère pulmonaires. De plus,
comme le cœur ne cesse pas de battre après que
les poumons ont cessé leurs mouvements, mais qu'il
leur survit pendant quelque temps, le ventricule

gauche et les artères envoient encore le sang dans toutes les parties du corps et dans les veines ; mais, ne recevant plus de sang des poumons, elles se vident rapidement. C'est là une preuve bien forte en faveur de notre système, puisqu'on ne peut donner d'autre raison pour expliquer ces phénomènes.

Il est donc évident que, dans une hémorrhagie, plus les artères battent avec violence, plus le sang s'écoule rapidement au dehors. C'est pourquoi dans les lipothymies, dans la frayeur et autres passions semblables, comme le cœur se contracte lentement et faiblement, on peut calmer et arrêter toutes les hémorrhagies.

C'est pourquoi aussi, sur un cadavre, quand le cœur a cessé de battre, aucun effort ne peut faire sortir guère plus de la moitié de la totalité du sang, qu'on ouvre la carotide, l'artère ou la veine crurales, ou tout autre vaisseau ; et le boucher doit, avant de frapper la tête du bœuf qu'il veut abattre, lui couper l'artère carotide pendant que le cœur se contracte encore, s'il désire en recueillir tout le sang.

Enfin il est permis de dire que jusqu'ici personne n'avait rien soupçonné de vrai sur ces anastomoses des veines et des artères, sur leur situation, leur disposition et leurs causes : j'arrive maintenant à cette étude.

CHAPITRE DIXIÈME

LA PREMIÈRE HYPOTHÈSE SUR LA CIRCULATION DU
SANG, FONDÉE SUR LA QUANTITÉ DE SANG QUI PASSE
DES VEINES DANS LES ARTÈRES, EST CONFIRMÉE
PAR DES EXPÉRIENCES; ET LES OBJECTIONS QU'ON
LUI AVAIT OPPOSÉES SONT RÉFUTÉES.

Jusqu'ici le calcul, les expériences, les dissections
ont confirmé notre première hypothèse, que le sang
passe continuellement dans les artères, et en trop
grande quantité pour que les aliments y puissent suffire, en sorte que comme la totalité du sang passe
en très peu de temps par le même endroit, le sang
doit nécessairement revenir par les mêmes voies et
accomplir un véritable circuit.

On dit qu'il peut passer une grande quantité de
sang par le même endroit, sans que, pour cela, il y
ait nécessairement une circulation, les aliments ingérés pouvant y suffire : et on allègue la sécrétion du
lait dans les mamelles : la vache peut donner en un
jour, trois, quatre, sept pintes de lait, ou même
plus; la femme peut donner chaque jour, en nourrissant un enfant ou même deux jumeaux, une, deux
et même trois pintes de lait. Ce lait vient évidemment des aliments qu'elles ont pris. Nous répon-
drons à cette objection qu'en comptant bien, on con-

state que le cœur envoie, en une heure ou deux, autant et même plus de sang.

Mais si l'on n'était pas encore persuadé, on pourrait dire que, lorsque l'artère est disséquée et ouverte, si le sang s'échappe avec violence au dehors, c'est là un fait anormal ; que les choses ne se passent pas ainsi, quand le corps est sain, et les artères pleines, sans ouverture, dans leur état normal ; que dans ce cas il ne coule pas autant de sang en si peu de temps au même endroit, et qu'il n'y a pas besoin d'y admettre une circulation. Je répondrai en renvoyant aux calculs et aux raisonnements que j'ai faits à l'autre chapitre. Toute la différence du sang contenu dans le cœur dilaté avec le sang contenu dans le cœur contracté, est lancée, et presque en totalité, par chaque contraction du cœur, dans le corps parfaitement intact et sans blessures.

Sur les serpents et quelques poissons vivants, en liant les veines un peu au-dessus du cœur, on verra se vider rapidement l'espace compris entre la ligature et le cœur, si bien qu'il faut admettre que le sang circule, à moins qu'on ne nie cette expérience. Du reste, nous expliquerons ce fait plus clairement dans la preuve de la seconde hypothèse.

Concluons en confirmant tous ces faits par un exemple auquel chacun croira ; car on pourra le vérifier de ses propres yeux. Si on ouvre un serpent vivant, on voit pendant plus d'une heure le cœur se contracter lentement, distinctement, et dans ces alternatives de raccourcissement et d'allongement, s'agiter comme un véritable ver, blanchir dans la

systole, rougir dans la diastole : nous voyons, en un
mot, des phénomènes qui vont pouvoir confirmer
notre supposition, car tous les mouvements se font
longuement et distinctement, et l'évidence de notre
théorie apparaîtra au grand jour. La veine cave entre
dans la partie inférieure du cœur. L'artère en sort à
la partie supérieure. Si alors on intercepte le cours
du sang, un peu au-dessous du cœur, en saisissant
la veine cave avec des pinces, ou entre le pouce et
l'index, le cœur continue à se contracter, et en
même temps la partie comprise entre les doigts et le
cœur se vide en peu d'instants, le sang étant attiré
par la dilatation du cœur. Puis le cœur blanchit
lorsqu'il se dilate; le sang lui faisant défaut, il paraît
diminuer, battre avec moins de force et finalement
mourir. Si, au contraire, on desserre la veine, le
cœur se colore et s'agrandit. Si ensuite, laissant les
veines, on lie les artères à une certaine distance du
cœur, ou si on les comprime, on les voit se gonfler
énormément au-dessous de la ligature : le cœur est
distendu violemment, et il prend une couleur pourpre :
il est si gorgé de sang qu'il semble être sur le point
d'étouffer; mais si on desserre le lien artériel, on
voit le cœur revenir aussitôt à son état naturel de
coloration, de forme et de contraction.

Ainsi donc voilà deux genres de mort : l'absence
de sang qui épuise, l'afflux de sang qui étouffe. On
peut facilement, comme je l'ai dit, voir de ses
propres yeux ce double phénomène, qui confirme
par l'expérience directe la vérité que j'avais avancée.

CHAPITRE ONZIÈME

CONFIRMATION DE LA SECONDE HYPOTHÈSE.

Nous allons maintenant démontrer la seconde hypothèse, pour qu'il apparaisse clairement à tous, par des expériences, que le sang pénètre par les artères dans toutes les parties du corps et revient par les veines, que les artères partent du cœur pour amener le sang dans le corps, et que les veines sont la voie de retour du sang dans le cœur lui-même. Ainsi aux extrémités du corps le sang passe des artères dans les veines, soit par des anastomoses, soit en s'infiltrant dans les porosités des tissus, comme nous l'avons vu, dans le thorax, passer des artères dans les veines. Nous rendrons donc évident ce fait que le sang accomplit un circuit par lequel il va du centre à la périphérie et de la périphérie au centre.

Nous verrons ensuite qu'il passe en un temps donné dans tel ou tel vaisseau bien plus de sang que les aliments n'en pourraient fournir, et que la nutrition n'en exigerait.

En même temps nous montrerons les résultats des *ligatures* (compressions par des bandes), résultats qui ne sont dus ni à la chaleur, ni à la douleur, ni même à l'horreur du vide, ni aux causes qu'on leur attribuait auparavant. Nous parlerons des avantages que la médecine peut retirer de ces ligatures. Nous dirons comment elles peuvent arrêter ou provoquer l'hémorrhagie, amener la gangrène et la mortification; comment encore on les met à profit pour la castration de certains animaux et la destruction des tumeurs charnues et des verrues.

En effet, comme personne n'a su donner la véritable explication de tous ces phénomènes, presque tous les médecins, pour la guérison des maladies, emploient et conseillent les ligatures, d'après les préceptes des anciens; mais il en est bien peu qui en fassent une application méthodique, augmentant sérieusement par ce moyen les ressources de la thérapeutique.

On distingue les ligatures serrées et les ligatures lâches. .

Les ligatures sont serrées quand le membre se trouve exactement comprimé par une bande ou un lien circulaire, de manière que l'on ne sente plus battre les artères au-dessous de la ligature. C'est ce que nous faisons dans les amputations, pour empêcher l'écoulement du sang. C'est ce qu'on fait pour la castration chez les animaux et la destruction des tumeurs. La ligature intercepte absolument l'afflux des éléments nutritifs et de la chaleur, et on voit ou les testicules ou les énormes tumeurs sarcomateuses se flétrir, mourir et tomber.

La compression est lâche, au contraire, quand on comprime le membre de toutes parts, mais sans

causer de douleurs, de sorte que les artères battent
encore faiblement au-dessous de la ligature ; c'est
ce que l'on fait dans la saignée. En effet, quoiqu'on
fasse la compression au-dessus de l'avant-bras, on
peut sentir battre faiblement le pouls des artères
du carpe, si, avant la phlébotomie, la compression
a été bien faite.

Faisons l'expérience sur le bras d'un homme, et
entourons-le d'une bande, comme on fait avant la
saignée, ou serrons fortement le bras avec la main.
Il faudra choisir de préférence un bras maigre où
les veines soient bien apparentes. Il faudra aussi
que le corps, comme les extrémités, soit bien
chauffé, de manière qu'il y ait une plus grande
quantité de sang aux extrémités, et que les pulsations soient plus énergiques ; car dans ces deux conditions tous les phénomènes sont bien plus apparents.

La compression circulaire ayant donc été faite
aussi complètement qu'on pourra la supporter, on
peut d'abord observer que, du côté de la main, au-
dessous de la ligature, le pouls a complètement
cessé de battre au carpe ou ailleurs. Cependant
immédiatement au-dessus de la bande, l'artère continue à battre ; mais avec une diastole plus forte et
plus énergique ; elle semble, près de la ligature,
grossir et se gonfler à la manière d'un flot, comme si,
son cours étant interrompu, elle s'efforçait de franchir
l'obstacle et de continuer son cours : en ce point
elle paraît plus gonflée que naturellement. Quant à la
main, elle conserve sa coloration, sa constitution, à
cela près, qu'au bout d'un certain temps elle com-

mence à se refroidir, mais nulle parcelle de sang n'y pénètre.

Si cette étroite compression a été maintenue pendant quelque temps, et qu'ensuite on la relâche peu à peu, comme on a l'habitude de le faire pour la saignée, voici ce qu'on observe.

Aussitôt la main tout entière se colore, se gonfle; les veines s'enflent, deviennent variqueuses : dix à douze pulsations des artères amènent une grande quantité de sang qui s'amasse dans la main et la remplit. Cette compression incomplète attire donc une grande quantité de sang, et cela sans douleur, sans chaleur, sans horreur du vide, sans les causes alléguées auparavant. Si on applique le doigt sur l'artère au moment où on commence à relâcher la compression, on sentira recommencer les battements, à mesure que le sang, reprenant son cours, revient doucement dans la main.

Quant à la personne sur le bras de laquelle on fait l'expérience, au moment où la compression se relâche, elle sentira sur-le-champ revenir, avec les pulsations de l'artère, la chaleur et le sang qui paraît avoir franchi un obstacle. Quelque chose sur le trajet des artères semble s'être subitement gonflé et s'être répandu dans la main qui s'est échauffée et distendue aussitôt.

De même qu'une compression étroite fait battre et gonfle les artères placées au-dessus, arrête le pouls de celles qui sont au-dessous, de même une compression incomplète gonfle et fait saillir les veines et les petites artères placées au-dessous, mais non pas celles qui sont au-dessus. Bien plus, si alors on comprime les veines ainsi gonflées et dilatées, à moins qu'on n'emploie une très grande force, c'est à peine si on voit le sang traverser la ligature et distendre les veines placées au-dessus.

Ainsi donc tous ceux qui examineront ces faits avec attention reconnaîtront facilement que le sang passe par les artères, et que celles-ci n'attirent pas le sang si la compression est étroite. La main conserve sa couleur, ne reçoit pas de sang et ne se gonfle pas. Mais si la compression est un peu relâchée, la force et l'impulsion du sang font qu'il passe un peu de sang dans la main. On la voit très bien se gonfler, dès que le pouls recommence à battre et le sang à y pénétrer. Cette compression modérée n'empêche pas le sang de pénétrer, tandis que, si elle est étroite, rien ne peut traverser la ligature. En tout cas, si on comprime les veines, aucune parcelle de sang ne peut en sortir. Elles sont bien plus gonflées au-dessous qu'au-dessus de la compression, bien plus quand on la fait que quand on ne la fait pas. Donc la compression empêche le sang de passer des veines qui sont au-dessous dans celles qui sont au-dessus, et alors les veines inférieures restent gonflées, tant que dure la compression.

Mais une compression incomplète n'empêche pas les artères de laisser passer le sang que la contraction du cœur y a lancé. On voit donc qu'il y a cette différence entre les deux sortes de compressions, que la compression complète empêche le passage du sang non seulement par les veines, mais aussi par

les artères, tandis que la compression incomplète ne
suffit pas pour mettre un obstacle à l'impulsion du
sang des artères et n'empêche pas le sang de passer
au-dessous de la compression, tout en l'empêchant
de revenir au delà. Pourquoi donc voyons-nous, dans
la compression incomplète, les veines se gonfler et
la main s'emplir de sang? Est-ce par les veines que le
sang arrive, ou par les artères, ou par les porosités
invisibles des tissus? Par les veines, cela ne se peut.
. Par les pores invisibles, encore moins. C'est donc par
les artères. Or le sang ne peut revenir par les veines,
ni remonter au-dessus de la compression, à moins
qu'on n'enlève toute la compression. On voit alors
les veines se dégonfler, et le sang remonter dans les
parties susjacentes. La main redevient blanche, et
toute cette masse de sang, qui remplissait et gonflait
la main, s'évanouit en un moment.

Celui-là, du reste, dont le bras aura été comprimé
pendant longtemps, et dont les mains seront enflées
et un peu refroidies, sentira, quand la compression
incomplète aura été enlevée, un froid subit se
répandre jusqu'au coude et à l'aisselle, en même
temps que le sang revient dans la main. Pour moi,
ce retour du sang froid dans le cœur, après la saignée, quand la compression a été enlevée, paraît
être la cause de la lipothymie que j'ai vue survenir,
même chez les sujets les plus robustes, lorsqu'on ôte
la bande, tandis qu'on croit, en général, qu'elle est
due au retour du sang.

Ce passage du sang dans les artères quand la compression est incomplète, et ce gonflement des veines

placées au-dessous, nous démontrent que le sang va
des artères dans les veines et non en sens contraire,
et qu'il y a ou des anastomoses entre ces vaisseaux,
ou des porosités dans les tissus qui permettent le
passage du sang. Et, pour la compression incomplète
faite au pli du coude, le gonflement simultané de
toutes les veines nous montre qu'il y a entre ces
vaisseaux de nombreuses anastomoses. D'ailleurs,
quand on pique une de ces veines avec un scalpel
pour donner issue au sang, on les voit se dégonfler
toutes au même moment et se désemplir presque
toutes par l'ouverture d'une seule veine. Ainsi chacun peut s'expliquer les causes de cette congestion
sanguine dans la compression et peut-être les causes
de tous les gonflements. Les veines étant comprimées
par cette compression incomplète ne laissent pas
revenir le sang; et cependant la force des artères,
c'est-à-dire du cœur, continue à pousser le sang en
avant; il est donc nécessaire que les parties comprises au-dessous de la ligature, ne pouvant se
désemplir, se distendent.

Comment pourrait-il en être autrement? La chaleur, la douleur, l'horreur du vide attirent bien le
sang dans une partie, mais pour la remplir et non
pour la distendre, et la gonfler extraordinairement
au point que le sang s'y trouve violemment accu-
mulé et comprimé avec tant de force, qu'il y a des
solutions de continuité dans les tissus et des rup-
tures dans les vaisseaux. Il est impossible de penser
et de prouver que ces effets sont dus à la chaleur,
à la douleur, ou à l'horreur du vide.

Ainsi, par l'effet de la ligature, il se fait une congestion qui n'est due ni à la douleur, ni à la chaleur, ni à l'horreur du vide. Si la douleur amenait le sang dans un membre, comment, quand on comprime le bras au coude, les veines de la main et des doigts pourraient-elles se gonfler et devenir variqueuses au-dessus de la ligature, puisque la compression empêche le sang de revenir par les veines, et qu'au-dessus il n'y a aucun signe de gonflement, de réplétion, de turgescence veineuse, de congestion, d'afflux sanguin?

La cause de cette congestion et de ce gonflement extraordinaire à la main et aux doigts au-dessous de la ligature est donc évidemment l'afflux du sang qui entre dans ces parties, mais ne peut en sortir. Est-ce la cause de toutes les tumeurs, comme le veut Avicenne, et de toutes les congestions qui affectent les différentes parties de notre corps? Le sang pouvant entrer, mais ne pouvant sortir, doit-il nécessairement congestionner ces parties et former des tumeurs?

Est-ce ainsi que se forment les tumeurs inflammatoires? Avant qu'elles n'aient pris tout leur développement et qu'elles soient arrivées à leur dernière période, on sent, à l'endroit où elles vont se produire, un pouls plein, surtout pour les tumeurs chaudes qui grossissent presque subitement. Mais je traiterai ce sujet plus tard. J'ai d'ailleurs un fait qui m'est personnel et qui se rapporte au même objet. Étant tombé de voiture, je reçus un coup sur le front à l'endroit où passe un petit rameau de l'artère temporale. Je sentis une tumeur qui, se développant sans chaleur et sans grande douleur, atteignit la grosseur d'un œuf au bout d'une vingtaine de pulsations : ce qui tenait probablement au voisinage de l'artère. Le sang était poussé avec plus de force et plus de rapidité à l'endroit contusionné.

C'est pourquoi, dans la phlébotomie, quand nous voulons faire jaillir le sang au loin et avec violence, nous lions au-dessus et non au-dessous de l'endroit que nous voulons saigner. Si le sang venait des veines placées au-dessus, cette compression serait un obstacle, au lieu d'être une aide, et il serait rationnel de comprimer au-dessous de la saignée pour arrêter le sang et le faire s'écouler avec plus d'abondance, si réellement le sang descendait par les veines des parties susjacentes. Mais, comme le sang passe des artères dans les veines qui sont au-dessous, le retour du sang est empêché par la compression de ces dernières. Les veines se gonflent, et lorsqu'une ouverture a été faite, le sang sort par cet orifice avec bien plus d'impétuosité. Mais si vous ôtez la compression, la voie de retour est ouverte, et le sang ne coule plus par la plaie que goutte à goutte. Tout le monde sait que, dans une saignée, soit en détachant la bande de compression, soit en liant au-dessous de la saignée, soit en liant le membre avec une grande force, le sang ne sort plus qu'en bavant. C'est que, d'une part, le passage du sang dans les artères est arrêté par une compression trop forte, et que, d'autre part, le retour du sang se fait facilement par les veines quand la bande a été enlevée.

CHAPITRE DOUZIÈME

Cette démonstration va nous prouver ce que je disais auparavant, c'est-à-dire que le sang passe sans interruption à travers le cœur. Nous voyons en effet que le sang passe des artères dans les veines, et des veines dans les artères. Nous voyons enfin que presque toute la masse du sang peut s'écouler par une des veines de la peau du bras, ouverte avec un scalpel, pourvu que la compression ait été bien faite. Nous voyons en outre qu'il sort avec tant de force et d'impétuosité que non seulement le sang qui était contenu dans le bras au-dessous de la ligature, mais le sang de tout le bras et de tout le corps, aussi bien celui des artères que celui des veines, s'écoule par la veine ouverte.

Aussi faut-il reconnaître que, s'il sort avec force, cela tient d'abord à ce qu'il est poussé avec force contre la ligature et que la cause première en est dans la pulsation et la puissance du cœur, car la force et l'impulsion du sang ne viennent que du cœur.

Ensuite il faut admettre que ce flot vient du

cœur, et qu'il passe par le cœur au moyen des grandes
veines qui l'y amènent, puisque le sang passe au-
dessous de la ligature par les veines et non par les
artères, et que les artères ne reçoivent le sang des
veines qu'en un seul endroit, c'est-à-dire au ventricule
gauche du cœur.

Et le bras ayant été comprimé au-dessus, la
totalité du sang n'aurait pu s'écouler par une seule
veine, avec tant de force, de vitesse et de facilité,
s'il n'avait pas reçu l'impulsion du cœur, comme
nous l'avons montré plus haut.

Maintenant calculons la quantité de sang qui
passe dans les veines, et démontrons à l'aide de calculs le mouvement circulaire du sang. En effet, si,
dans la saignée, quand le sang sort avec force et
impétuosité, on le laissait pendant une demi-heure
s'écouler avec cette rapidité, certainement la plus
grande partie du sang s'écoulerait, il y aurait lipothymie et syncope, et non seulement les artères, mais
aussi les grandes veines se videraient presque complètement de sang. Il est donc rationnel d'admettre
qu'en une demi-heure il passe au moins une aussi
grande quantité de sang par le cœur de la veine cave
dans l'aorte. Comptez ce qui passe d'onces de sang
dans un seul bras, au-dessous d'une ligature, pendant
vingt ou trente pulsations, et vous pourrez vous faire
une idée de ce qui doit passer par l'autre bras, par
les deux veines, de chaque côté du cou, et dans
toutes les autres veines du corps. Il se fait donc, dans
tous ces vaisseaux qui fournissent continuellement
aux poumons et aux ventricules du cœur une nou-

relle quantité de sang (ce sang arrive nécessairement par les veines), une véritable circulation, puisque les aliments n'y pourraient suffire, et que la nutrition des tissus est loin d'en exiger autant.

Remarquons de plus qu'en faisant une saignée, on peut avoir la confirmation de cette vérité. En vain vous aurez bien fait la compression et ouvert la veine avec le scalpel ainsi qu'il convient; en vain l'opération aura été parfaitement faite, si la crainte, ou toute autre cause, ou une émotion, ou la lipothymie arrivent au malade ; si, en un mot, le cœur bat avec moins de force, le sang ne sortira plus que goutte à goutte, surtout si la ligature a été un peu serrée. C'est que le cœur, donnant au sang une impulsion plus faible et plus languissante, n'est pas assez fort pour lui faire franchir la bande à ligature ; et le cœur affaibli et languissant ne peut faire passer en suffisante quantité le sang dans les poumons, des veines dans les artères. C'est de la même manière et pour la même cause que s'arrêtent les menstrues des femmes et toutes les hémorrhagies. Le contraire est tout aussi démonstratif. Quand le courage revient, quand la crainte disparaît, quand le malade reprend ses sens, la force pulsative du cœur s'accroît, et aussitôt les artères recommencent à battre. Même au-dessous de la ligature on sent le pouls au carpe, et par la veine ouverte le sang jaillit au loin d'un jet continu.

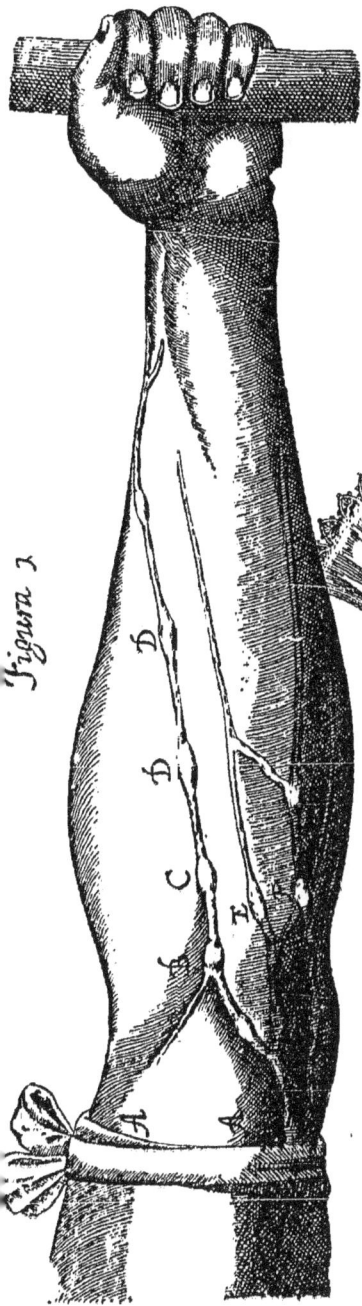

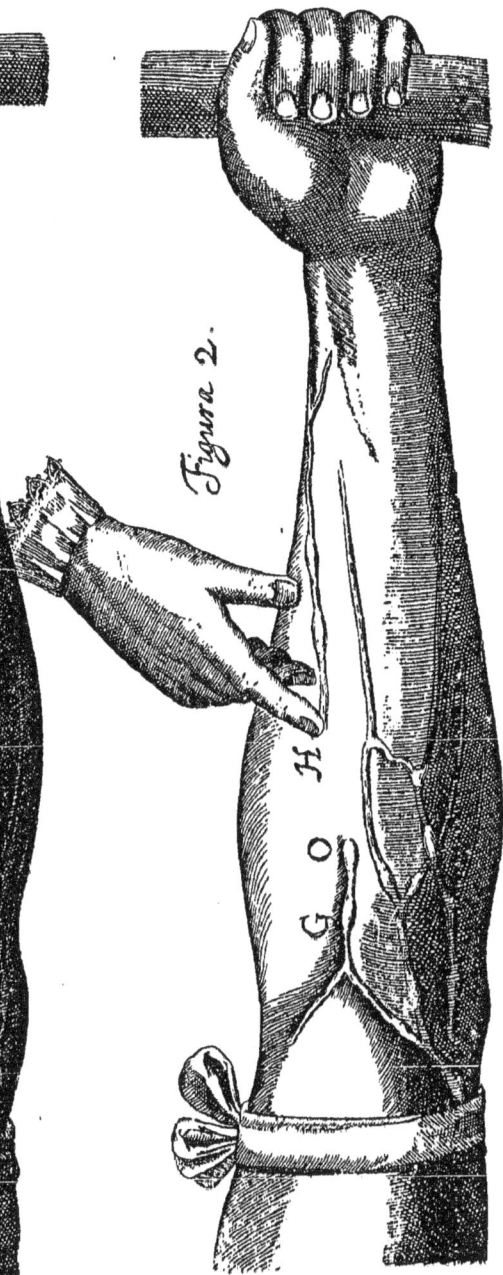

Figura 3.

Figura 2.

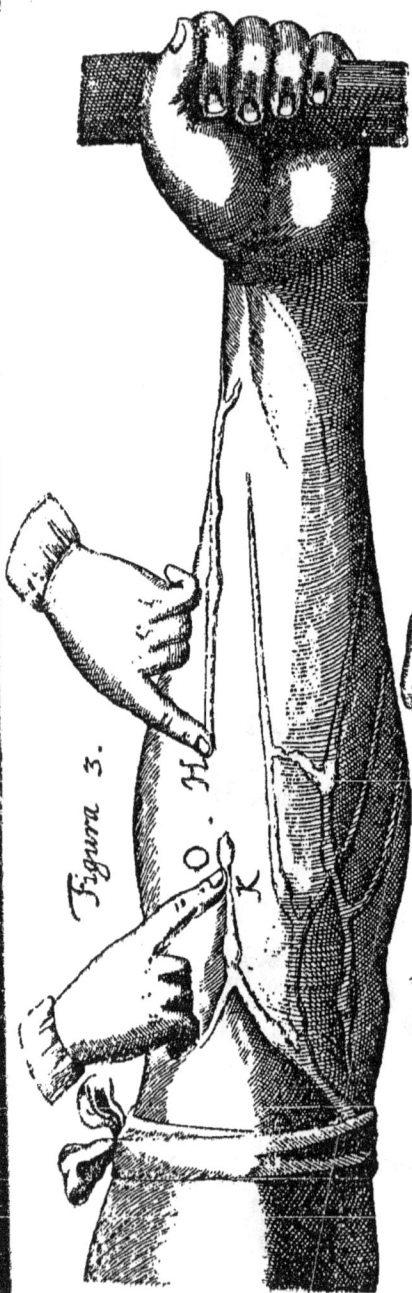

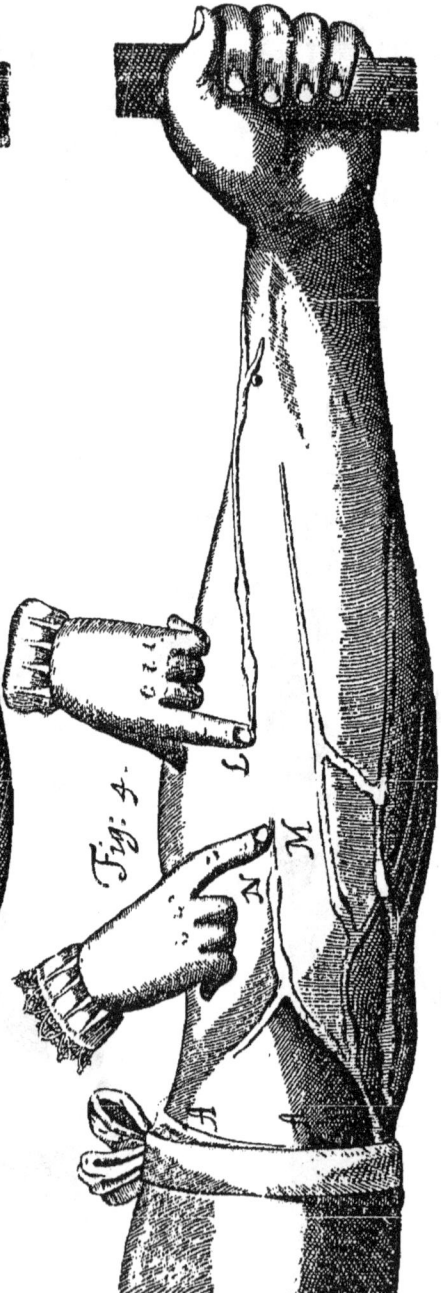

Figura 3.

Fig: 4.

CHAPITRE TREIZIÈME

Jusqu'ici nous avons parlé de la quantité de sang qui, d'une part, au centre du corps, passe par le cœur et par les poumons, et d'autre part, aux extrémités, passe par les artères, pour revenir dans les veines. Il nous reste à expliquer comment le sang retourne par les veines des extrémités du corps au cœur, et comment les veines sont des vaisseaux dont la seule fonction est de ramener le sang des extrémités au centre. Cela fait, nous pourrons considérer les trois propositions fondamentales que nous avions établies pour démontrer la circulation du sang, comme certaines, comme vraies, comme sûres, comme suffisamment prouvées pour être admises.

C'est ce que vont nous prouver la forme des valvules placées à l'intérieur des veines, leurs usages, et les expériences qu'on peut faire à ce sujet.

C'est à l'illustre Jérôme Fabricius d'Acquapendente, très habile anatomiste et vénérable vieillard, ou, comme le veut le très savant Riolan, à Jacques Silvius, que revient l'honneur d'avoir d'abord décrit

et représenté les valvules membraneuses des veines,
sigmoïdes ou semi-lunaires, qu'on peut regarder
comme une portion extrêmement mince de la tunique intérieure des veines, faisant saillie dans les
vaisseaux : elles sont placées à une certaine distance
les unes des autres et en des endroits qui ne sont
pas les mêmes chez les différents individus; accolées
sur les parties latérales de la veine, elles ont leur
sommet tourné vers l'origine de la veine et regar-
dant la lumière du vaisseau : il y en a quelquefois
deux ensemble. Alors toutes deux sont vis-à-vis l'une
de l'autre et se touchent. Elles adhèrent tellement
par leurs bords libres, qu'on pourrait les adapter
l'une à l'autre, en sorte qu'elles empêchent complètement le sang de passer de l'origine d'une veine
dans ses subdivisions, et d'une grande veine dans
une petite : ainsi le bord concave des unes regarde
le bord convexe de celles qui précèdent, et réciproquement.

L'anatomiste qui a découvert ces valvules n'a pas
su trouver leur véritable usage, et les autres auteurs
n'y ont rien ajouté. Elles ne sont point, en effet,
destinées à empêcher la masse du sang de s'amasser
en totalité dans les parties inférieures du corps;
car il y en a dans les jugulaires qui regardent en
haut pour empêcher le sang de remonter, non dans
toutes les directions, mais toujours vers l'origine
des veines et la région du cœur. Quant à moi, comme
d'autres auteurs du reste, j'en ai quelquefois vu dans
les veines émulgentes et dans les vaisseaux mésentériques, qui regardaient du côté de la veine cave et

de la veine porte. Ajoutons qu'on n'en trouve pas dans les artères, et que les chiens comme les bœufs ont tous des valvules au point où se divisent les veines crurales, au commencement du sacrum ou dans les branches veineuses qui sont voisines de l'os coxal. Là cependant le poids du sang n'est pas à craindre, à cause de la station horizontale. Et ce n'est pas, comme le disent quelques auteurs, pour prévenir les apoplexies qu'il y a des valvules dans les veines jugulaires, car, pendant le sommeil, il faut que le sang puisse facilement passer dans la tête.

Les valvules ne sont pas non plus pour que le sang s'arrête aux points où il y a des embranchements, afin de se distribuer aux petites branches et de ne pas se rendre en totalité dans des branches plus vastes et plus largement ouvertes ; car il y a des valvules ailleurs qu'aux embranchements. Il faut néanmoins avouer que je les ai vues être plus nombreuses là où il y a des embranchements.

Elles ne sont pas non plus pour retarder le mouvement du sang qui est chassé du centre du corps. La vitesse du sang est déjà par elle-même assez retardée, et parce qu'il passe des grands vaisseaux dans les plus petits, et parce qu'il se sépare des centres, et parce qu'il passe d'endroits plus chauds dans des endroits plus froids. Mais les valvules sont destinées à empêcher le sang de passer des grandes veines dans les veines plus petites, pour qu'il ne les déchire pas, ni les rende variqueuses, et pour qu'au lieu d'aller du centre du corps aux extrémités, il s'avance au contraire des extrémités au centre. Pour le

mouvement de progression vers le centre, les valvules, qui sont minces, s'abaissent facilement, mais
empêchent complètement le mouvement contraire.
Elles sont ainsi placées et disposées que, s'il s'écoule
goutte à goutte un peu de sang par la concavité d'une
valvule supérieure, la valvule inférieure, placée
transversalement, reçoit le sang par son bord concave et l'empêche d'aller plus loin.

Très souvent j'ai observé, en disséquant des
veines, que si on commence à leur origine (autant
du moins qu'il est possible) une injection du côté de
leurs petites branches, on est arrêté par l'obstacle
des valvules qui empêchent d'aller plus loin. Si, au
contraire, on veut aller des petites branches veineuses
à l'origine de la veine, on n'éprouve aucune difficulté.
C'est que les valvules, placées deux à deux, l'une vis-
à-vis de l'autre, quand elles se relèvent, adhèrent
par leur bord libre, au milieu de la veine, de manière
qu'on n'aperçoit ni avec l'œil, ni avec le stylet,
la plus petite ouverture. Mais elles cèdent avec la
plus grande facilité devant le stylet qu'on introduit,
et, de même que les écluses qui s'opposent au cours
des fleuves, elles s'abaissent très facilement; au
contraire, elles se relèvent pour intercepter le cours
du sang qui pourrait revenir du cœur et de la veine
cave, et en divers endroits, elles l'arrêtent et le
suppriment complètement en se fermant.

Elles sont ainsi disposées qu'elles empêchent
toujours que le sang veineux du cœur revienne ou
en haut à la tête, ou en bas aux pieds, ou sur les
côtés aux bras, et elles s'opposent complètement à

ce qu'il se dirige des grandes veines dans les veines plus petites. Au contraire, elles laissent une voie large et facile au sang qui va des petites veines dans les veines plus grosses, et elles favorisent ce mouvement en lui laissant la voie largement ouverte.

Mais, pour rendre cette vérité encore plus évidente, lions au-dessus du coude le bras de quelqu'un, comme pour pratiquer une saignée (A, A). On verra sur les veines, par intervalles, surtout chez les sujets vigoureux et disposés aux varices, comme des nodosités et des tubercules (B. C. DD. E. F), non seulement là où il y a bifurcation (E. F), mais encore là où il n'y en a pas (C. D) : ces nodosités sont dues à des valvules. Si alors, sur ces veines apparaissant à la partie externe de la main ou de l'avant-bras, on chasse le sang avec le doigt (II, fig. 2), on verra qu'au-dessous de la nodosité, la valvule empêche complètement le sang de passer, et que la portion de veine (II, O, fig. 2) comprise entre la nodosité et le doigt paraît oblitérée. Cependant au-dessus de cette nodosité ou de cette valvule, elle est assez distendue (O. G), tandis que la partie de la veine (II) dont le sang a été retiré restera vide. Alors si, de l'autre main, on comprime en K (fig. 3), au-dessus de la valvule O, la force du sang ne le fera pas redescendre ou passer au delà de la valvule. Plus on appuiera fortement, plus la veine sera gonflée et distendue du côté de la valvule ou de la nodosité (O), et cependant elle sera vide au-dessous (II. O, fig. 3).

Cette expérience, que chacun peut répéter en différentes régions, montre que le sens des valvules

dans les veines est le même que celui des trois valvules sigmoïdes qui sont disposées à l'orifice de
l'aorte et de la veine artérieuse ; elles ferment l'orifice et ne laissent pas le sang qui y passe revenir en
arrière.

Continuons ces expériences sur la compression
du bras : en A. A les veines resteront gonflées. Si, à
quelque distance au-dessous d'une nodosité ou d'une
valvule, on met le doigt en L, par exemple (fig. 4),
et si on met un autre doigt (M) un peu plus haut,
qui comprime le sang en N jusqu'au-dessous de la
valvule, on verra que cette partie (L. N) reste vide,
et que le sang ne peut pas revenir au-dessous de la
valvule, absolument comme entre H et O dans la figure 2. Mais si on ôte le doigt en H, aussitôt le sang
revient des veines inférieures et remplit l'espace H. O.
Il est donc évident que le sang remonte des veines
inférieures à celles qui sont au-dessus, et de là au
cœur, que par conséquent il se meut dans les veines,
sans que la chose puisse en être autrement. Il est
vrai qu'il y a des veines où des valvules ne ferment
pas exactement l'orifice, et où il n'y a qu'une valvule :
on pourrait donc croire que le sang peut revenir en
arrière. Mais il faut supposer ou qu'il y a eu négli-
gence dans l'observation des valvules, ou que leur
insuffisance en certains points est compensée par la
grande quantité de valvules régulièrement disposées
en d'autres points, ou par toute autre cause : car les
veines, tout en laissant parfaitement le sang des artères
revenir au cœur, sont tout à fait fermées pour le
sang qui reviendrait du cœur. Notons encore que sur

un bras lié par une bande, comme nous venons de le
dire, les veines étant gonflées par des nodosités dues
aux valvules, si on choisit un endroit placé au-dessous d'une de ces valvules à une certaine distance,
si on y met le pouce pour fixer la veine, on pourra
exprimer avec le doigt tout le sang compris dans
cette portion de la veine qui est au-dessous de la
valvule (L. N). On empêchera ainsi le sang de revenir à partir du point où l'on a mis le doigt. En enlevant ce doigt L, on permettra à cet espace de se
remplir du sang qui vient des veines placées au-
dessous (D. C), et en remettant le doigt, puis en
l'ôtant, on pourra répéter en peu d'instants des milliers de fois cette expérience.

Calculez maintenant combien de sang vous aurez
arrêté en mettant le doigt au-dessus de la valvule,
et multipliez cette quantité par milliers; vous verrez
alors quelle grande quantité de sang passe ainsi
dans cette petite portion de veine, en un temps aussi
court, et je crois que vous serez bien convaincu de
la circulation du sang et de la rapidité de son mouvement.

N'allez pas dire que par cette expérience on fait
violence à la nature, car en agissant ainsi pour des
valvules très éloignées les unes des autres et en
ôtant le pouce aussi vite qu'on le pourra, on verra
le sang revenir rapidement des parties inférieures et
remplir la veine, et je ne doute pas que vous ne
répétiez cette expérience.

CHAPITRE QUATORZIÈME

Maintenant enfin nous pouvons exprimer nos
idées sur la circulation du sang et proposer cette
doctrine à tous.

Les raisonnements et les démonstrations expérimentales ont confirmé que le sang passe par les
poumons et le cœur, qu'il est chassé par la contraction des ventricules, que, de là, il est lancé
dans tout le corps, qu'il pénètre dans les porosités
des tissus et dans les veines, qu'il s'écoule ensuite
par les veines de la circonférence au centre, et des
petites veines dans les grandes, qu'enfin il arrive à
la veine cave et à l'oreillette droite du cœur. Il
passe ainsi une très grande masse de sang, et dans
les artères où il descend, et dans les veines où il remonte, beaucoup trop pour que les aliments puissent
y suffire, beaucoup plus que la nutrition ne l'exigerait. Il faut donc nécessairement conclure que chez
les animaux le sang est animé d'un mouvement cir-

culaire qui l'emporte dans une agitation perpétuelle, et que c'est là le rôle, c'est là la fonction du cœur, dont la contraction est la cause unique de tous ces mouvements.

CHAPITRE QUINZIÈME

LA CIRCULATION DU SANG CONFIRMÉE
PAR LES VRAISEMBLANCES.

Il ne sera pas hors de propos d'ajouter que, pour justifier certaines opinions vulgaires, il est convenable et même nécessaire d'admettre la circulation du sang. D'abord (Aristote, *De respiratione : De partibus animalium*, lib. II et III et ailleurs) la mort est une corruption qui vient du défaut de chaleur : tout ce qui est animé possède la chaleur, et tout ce qui est mort en est dépourvu. Il faut donc qu'il y ait un point qui soit l'origine de cette chaleur, qui soit comme le foyer tutélaire où la chaleur naturelle et les éléments du feu sont contenus et conservés, que de ce foyer la chaleur et la vie se répandent dans toutes les parties du corps, que ce foyer reçoive les aliments, et que de lui dépendent la digestion, la nutrition et toute l'existence animale.

Ce foyer, c'est le cœur, qui est le principe de la vie, ainsi que nous l'avons dit, et personne n'en doutera.

Le sang doit donc se mouvoir de manière à retourner au cœur; car, lorsqu'il est aux extrémités

du corps, bien loin de la source dont il dérive, il se
coagule dès qu'il est immobile (Aristote, *De partibus
anim.*, II). C'est le mouvement qui chez tous les animaux engendre et conserve la chaleur et l'esprit
vital, qui disparaissent par le repos. C'est pourquoi
le sang épaissi et congelé par le refroidissement des
extrémités du corps et de l'air ambiant, et privé
d'esprits, comme sur un cadavre, doit nécessairement
retourner à la source d'où il dérive pour y reprendre
la chaleur et l'esprit vital, et y retrouver la vie.

Nous voyons que quelquefois les extrémités des
membres sont glacées par le froid extérieur, que le
nez, les mains et les joues deviennent livides, comme
sur le cadavre. Mais le sang (comme celui des cadavres
qui tombe selon les lois de la pesanteur) s'arrête, et
les membres, livides, engourdis et difficiles à mouvoir, semblent presque avoir perdu la vie. Certes ils
ne pourraient recouvrer si tôt leur chaleur, leur coloration et leur vitalité, s'ils n'étaient réchauffés par
un afflux de sang qui apporte la chaleur du foyer central. Comment en effet attireraient-ils le sang, puisque
la chaleur et la vie ont presque disparu, puisque
les vaisseaux sont resserrés et remplis de sang congelé? Comment recevraient-ils l'arrivée du sang nutritif, s'ils ne pouvaient renvoyer celui qu'ils contenaient déjà, si en un mot le cœur n'existait pas, ou
un principe analogue, où réside la vie et la chaleur
(comme le veut Aristote, *De respiratione*, II), d'où les
artères peuvent ramener dans les parties refroidies
un sang nouveau, chaud et animé par les esprits?
Le sang refroidi et épuisé est repoussé en avant et

toutes les particules du nouveau sang rétablissent la chaleur languissante et l'esprit vital presque éteint.

Il résulte de là que, lorsque le cœur n'est pas. atteint, toutes les parties du corps peuvent être rendues à la vie ou recouvrer la santé. Mais, quand le cœur est refroidi ou atteint par une lésion grave, l'animal doit nécessairement souffrir et se corrompre, son principe étant souffrant et corrompu. Rien en effet (Aristote, *De partibus animal.*, III) ne peut remplacer le cœur et les fonctions qui en dépendent. C'est peut-être pour cette raison que le chagrin, l'amour, l'envie, les soucis, peuvent produire la consomption, le dépérissement, la cacochymie et les différents maux qui amènent les maladies et font périr les hommes. Car tous les sentiments de l'âme, douleur, joie, espérance, inquiétude, qui agitent l'esprit des hommes, retentissent au cœur et changent sa constitution naturelle, ses contractions et ses autres fonctions. Il ne faut pas trouver étonnant que ce qui, dans le foyer central, altère l'alimentation et affaiblit les forces, engendre rapidement, dans les membres et dans le corps, différentes maladies incurables, puisque alors tout le corps souffre de cette altération de nutrition et de ce défaut de chaleur naturelle du foyer central.

De plus, comme tous les animaux vivent des aliments qu'ils élaborent dans leur intérieur, il faut que cette élaboration et cette distribution soient intactes, ainsi que l'organe central où elles s'opèrent, pour que les aliments digérés se répandent dans tout le corps. Or cette élaboration se fait dans le cœur. Seul de tous les organes, il contient le sang, non seulement dans l'artère et la veine coronaires pour sa nutrition propre ; mais dans ses cavités, ventricules et oreillettes, qui sont des réservoirs pour le sang de tout le corps. Tous les autres organes, au contraire, n'ont de vaisseaux que pour eux-mêmes. Ainsi par sa situation et sa disposition le cœur seul, en se contractant, distribue le sang dans toutes les parties, selon le volume des artères, qui est proportionnel aux parties qu'elles nourrissent, et, comme une source bienfaisante, il verse dans toutes les parties du corps la quantité de sang qu'elles exigent.

En outre, pour cette dispersion et ce mouvement du sang, il faut une impulsion violente et un moteur tel que le cœur. Alors, comme le sang tend à revenir à son point de départ, ainsi que la partie au tout, ainsi que la goutte d'eau répandue sur une table à la masse totale, il revient facilement au centre ; et ce mouvement est favorisé et rendu plus rapide par les plus légères causes, le froid, la crainte, l'épouvante et les émotions semblables : continuant sa route, il passe des veines capillaires dans les ramuscules veineux, et de là dans des veines plus grandes ; son cours étant rendu plus facile par les mouvements et la compression qu'exercent les muscles. Il se meut donc alors de la circonférence au centre plus facilement qu'en sens contraire. Mais, pour qu'il quitte le foyer central (et les valvules ne lui opposent aucun obstacle), pour qu'il aille dans les parties froides et resserrées, et qu'il se meuve contre ses affinités naturelles, le sang a besoin d'une impulsion violente. Or cette impulsion ne peut être donnée que par le cœur, comme nous l'avons dit.

CHAPITRE SEIZIÈME

LA CIRCULATION DU SANG PROUVÉE
PAR LES CONSÉQUENCES QU'ELLE ENTRAINE.

Il y a encore des problèmes qui sont comme la conséquence de la vérité de la circulation. Ils ne sont point inutiles pour y faire croire et leur démonstration est comme un argument *a posteriori*. Ainsi pour un grand nombre de sujets encore très obscurs, on peut trouver dans la circulation du sang leur cause et leur raison d'être.

Nous voyons que pour toute contagion, blessure empoisonnée, morsure d'un serpent ou d'un chien enragé, mal vénérien ou lésion quelconque analogue; dès qu'une partie seulement a été atteinte, bientôt toute l'économie est infectée. Dans le mal vénérien, par exemple, nous voyons quelquefois que, sans lésions aux parties génitales, le mal débute par des douleurs dans les épaules, dans la tête ou par d'autres symptômes : quoique la morsure faite par un chien enragé ait été guérie, nous avons vu survenir la fièvre et les autres effrayants symptômes de la rage. Il est évident que le principe de la contagion qui a atteint une petite partie du corps est porté au

cœur avec le sang qui y retourne, et de là peut in-
fecter tout le corps. Dans la fièvre tierce, le principe morbide gagne d'abord le cœur, s'arrête ensuite
autour du cœur et autour des poumons, et rend les
malades essoufflés, haletants et faibles ; car le principe vital est frappé, et le sang s'amasse et s'épais-
sit dans les poumons, sans pouvoir les traverser.
J'en parle par expérience, ayant pu disséquer des
sujets morts dès le premier accès. Le pouls est fréquent et petit, quelquefois irrégulier. Mais plus tard
la chaleur s'accroît, la matière diminue, les voies
deviennent libres, et le sang passe facilement : alors
tout le corps s'enflamme ; le pouls devient plus fort
et plus violent ; la fièvre est à son paroxysme. Cette
chaleur extraordinaire a pris naissance dans le cœur :
de là elle se répand par les artères dans tout le
corps, avec le principe morbide qui est ainsi éliminé
et détruit par la nature.

C'est aussi pourquoi les médicaments appliqués
à l'extérieur agissent comme si on les absorbait.
La coloquinte et l'aloès relâchent le ventre ; les can-
tharides excitent la sécrétion des urines ; l'ail appliqué à la plante des pieds fait expectorer ; les cor-
diaux donnent de la vigueur ; et il y a une infinité
d'autres faits de même nature. N'est-il pas raisonnable
de dire que les veines absorbent par leurs orifices les
substances qu'on applique sur la peau et les introduisent dans le sang, de même que, dans le mésentère, puisant le chyle dans les intestins, elles l'amènent
au foie avec le sang ?

Dans le mésentère, le sang va aux intestins par

les artères cœliaques et les grande et petite mésentériques. De là il retourne au hile du foie avec le chyle qui est attiré dans les veines par les ramifications innombrables de ces veines ; en sorte que le sang qui va de ces veines dans la veine cave a la même couleur et la même consistance que celui des autres veines, contrairement à l'opinion de beaucoup de savants : il ne faut pas regarder comme invraisemblables, dans les capillaires mésentériques, ces deux mouvements contraires du chyle en haut, du sang en bas. Peut-être ce fait est-il dû à la bienfaisante providence de la nature? En effet, si le chyle qui n'est pas élaboré se mêlait en parties égales au sang qui est parfaitement constitué, on n'aurait pas la transformation intime et la sanguification du chyle, mais bien plutôt un mélange entre l'élément actif et l'élément passif, comme ce mélange qu'on obtient en ajoutant du vin à de l'eau ou de l'oxycrat. Mais, comme le chyle ne se mélange au sang qui s'écoule qu'en quantité très petite, la vivification du chyle peut ainsi s'opérer plus facilement, comme l'a dit Aristote : de même qu'en ajoutant une goutte d'eau à un tonneau de vin, ou réciproquement, on ne produit pas un mélange, mais on a en réalité de l'eau ou du vin, ainsi, en ouvrant les veines mésaraïques, on ne voit pas du chyme ou du chyle ou du sang confondus ou séparés; mais par sa couleur et sa constitution, ce sang est sensiblement identique au sang des autres veines. Il s'y trouve cependant, sans qu'on puisse le distinguer, un peu de chyle qui n'est pas encore vivifié. C'est à cet effet que la nature

a placé le foie sur son passage, afin que, dans les
méandres de cet organe, le cours du chyle soit re-
tardé et sa transformation soit complète. Ainsi il
n'arrive pas au cœur trop tôt et sans être élaboré, ce
qui entraverait le principe de la vie. Aussi chez
l'embryon le foie n'a presque aucun usage. La veine
ombilicale le traverse sans subir de changement, et
il y a au hile du foie une ouverture ou une anastomose pour que chez le fœtus le sang qui revient
des intestins ne passe pas par le foie, mais par ladite
veine ombilicale, pour aller ensuite au cœur, avec
le sang de la mère et du placenta : c'est pourquoi,
sur un fœtus jeune, on ne peut pas encore voir le
foie. Nous-mêmes, sur un fœtus humain, nous avons
très bien vu tous les membres bien indiqués, et
même les organes génitaux tout à fait distincts, tandis
que les éléments du foie existaient à peine. Tant que
les membres, comme le cœur lui-même au début de
son existence, sont encore tout blancs et n'ont de
coloration que dans leurs veines, on ne voit à la
place du foie qu'un amas informe de sang qui est
comme extravasé; en sorte qu'on pourrait croire à
une contusion ou à la rupture d'une veine.

Il y a dans l'œuf comme deux vaisseaux ombi-
licaux : l'un vient de l'albumen et, traversant le
foie sans y subir de changements, va droit au
cœur; l'autre va du jaune à la veine porte. Dans
l'œuf c'est l'albumen qui constitue et nourrit le
petit; mais c'est le vitellus, lorsque l'animal est plus
perfectionné et qu'il est sorti de l'œuf. En effet,
beaucoup de jours après que le poulet est sorti de

l'œuf, on peut encore retrouver le vitellus dans le
ventre au milieu des intestins qui l'entourent ; en
sorte que le vitellus joue le même rôle que le lait
chez les autres animaux. Mais ces questions seront
plus à leur place dans nos observations sur la formation du fœtus, et nous pourrons nous poser beaucoup de problèmes de ce genre. Pourquoi telle partie
a-t-elle été créée et achevée d'abord? Pourquoi telle
autre ensuite? Et, pour les membres, quelle partie
a été la cause de l'autre? Et pour le cœur que de
questions! Ainsi pourquoi (Aristote, *De partibus
anim.*, *III*) le cœur a-t-il reçu dès l'abord une consistance si grande? Pourquoi paraît-il avoir la vie,
le mouvement et le sentiment avant qu'une partie
quelconque du corps soit achevée? Et de même
pourquoi le sang précède-t-il tous les organes? Pourquoi porte-t-il le principe de la vie et de l'être? Pourquoi a-t-il besoin d'être mis en mouvement et poussé
en divers sens? C'est pour ce mouvement du sang
que le cœur a été fait.

De même pour le pouls, pourquoi y a-t-il un pouls
qui indique la mort, et un autre qui indique la vie?
Pourquoi l'étude de leurs diverses formes nous in-
dique-t-elle les causes et les présages des maladies?
et que signifient-elles?

Il en est de même pour les crises, pour les purgations naturelles, pour la nutrition, pour la répar-
tition des aliments et pour toute congestion.

Enfin, dans toutes les parties de la médecine,
physiologie, pathologie, séméiotique, thérapeutique,
que de problèmes peuvent être résolus à l'aide du

cette vérité et de cette lumière! que de doutes peuvent être aplanis! que d'obscurités élucidées! En repassant tout cela dans mon esprit, je trouve un vaste champ que je pourrais parcourir, et où je pourrais m'étendre au point que cette œuvre dépasserait bientôt, malgré moi, les dimensions de ce volume. Mais peut-être la science me manquerait-elle pour l'achever.

Je me contenterai ici (voyez le chapitre suivant), par une comparaison anatomique de leur constitution, d'assigner au cœur et aux artères leurs vraies fonctions et leurs vraies causes. De quelque côté que je me tourne, je trouve une grande quantité de faits qui sont éclairés par cette vérité et qui a rendent plus évidente. C'est pourquoi je voudrais avant tout la voir confirmée et agrandie par les arguments anatomiques.

Parmi nos observations, il en est une qu'il ne sera pas déplacé, je crois, de rapporter ici. Elle a trait aux fonctions de la rate. A la partie supérieure de la veine splénique qui va au pancréas, naissent les veines coronaire gastrique et gastroépiploïque, qui se distribuent à l'estomac, comme les veines mésaraïques à l'intestin, par une grande quantité de petites ramifications. De la partie inférieure de cette veine splénique part la veine hémorrhoïdale qui va jusqu'au colon et au rectum. Ainsi cette veine splénique reçoit, d'une part, le suc de l'estomac, suc imparfait, aqueux et léger, dont la chylification est incomplète, d'autre part, le sang épais et grossier qui vient des fèces. Ces éléments si différents se

trouvent convenablement tempérés par un tel mélange, et la nature a ajouté à ces deux sucs, d'une
élaboration si difficile, malgré leur nature si dissem-
blable, une grande quantité de sang très chaud et
qui vient en abondance de la rate nourrie par une
multitude d'artères. Elle les envoie au foie mieux
préparés, et corrige et compense par cette disposition le défaut de ces deux extrêmes.

CHAPITRE DIX-SEPTIÈME

CONFIRMATION DU MOUVEMENT ET DE LA CIRCULATION
DU SANG PAR CE QUE NOUS VOYONS DANS LE CŒUR,
ET PAR LES OBSERVATIONS ANATOMIQUES.

Le cœur n'est pas chez tous les animaux un
organe distinct et séparé : car il est des êtres à la fois
végétaux et animaux qui n'ont pas de cœur. Ils
sont froids, de petites dimensions, et mollasses, avec
une constitution analogue à celle du genre des vers
et des lombrics, ainsi que des nombreux animaux,
sans forme bien arrêtée, qui naissent des matières
en putréfaction; ceux-là n'ont point de cœur, et ils
n'ont pas besoin d'un agent moteur pour porter les
aliments aux extrémités du corps. En effet, ils ont un
corps articulé, formant un tout sans membres distincts. C'est par la contraction et les mouvements de
leur corps tout entier qu'ils prennent, qu'ils rejettent
et qu'ils agitent en tous sens leurs aliments. Les animaux-plantes, tels que les huîtres, moules, éponges,
et tous les genres de zoophytes, n'ont pas de cœur.
Leur corps en tient lieu, et l'animal tout entier n'est
pour ainsi dire qu'un cœur.

Les dimensions exiguës de presque tous les insectes nous empêchent de bien les connaître. Cependant chez les abeilles, les mouches, les crabes, on peut quelquefois, à l'aide d'une loupe, voir une sorte de pulsation. On peut aussi dans leur pédicule, par où l'aliment va aux intestins, à l'aide de cette loupe grossissante, quand le corps de l'animal est transparent, voir clairement comme une tache noire. Chez les animaux exsangues et froids comme les limaçons, les coquillages, les squilles, les crustacés, il y a un organe pulsatile, analogue à une vésicule ou à une oreillette sans ventricule. Les intervalles de ces pulsations et de ces contractions sont assez longs; on ne peut les apercevoir qu'en été et par un temps très chaud.

Voici comment se comporte cet organe. Chez ces animaux, la variété organique des parties et la densité de leur substance exigent un moteur pour la distribution des aliments : les pulsations sont peu fréquentes : quelquefois elles disparaissent complètement à cause du froid, selon ce qui convient à leur nature mal déterminée. Ainsi il y a des moments où ils paraissent vivre, il y en a d'autres où ils paraissent mourir, étant tantôt comme des animaux, tantôt comme des plantes. C'est ce qui arrive aux insectes. En hiver, ils se retirent et se cachent comme s'ils étaient morts, menant tout à fait la vie des plantes ; mais on peut douter avec raison qu'il en soit ainsi pour quelques animaux qui ont du sang, comme les grenouilles, les tortues, les serpents, les sangsues.

Chez les animaux plus grands, plus chauds, ayant du sang, il faut un moteur pour la nutrition et une force plus grande est nécessaire. C'est pourquoi les poissons, les serpents, les lézards, les tortues, les grenouilles et autres animaux de cette espèce ont une seule oreillette et un seul ventricule : il est donc très juste de dire (Aristote, *De partibus anim.*, III) qu'aucun animal ayant du sang ne manque de cœur. La contraction du cœur rend l'être plus fort et plus vigoureux, et non seulement l'oreillette met les sucs nutritifs en mouvement, mais elle les envoie au loin avec rapidité.

Les animaux plus grands, plus chauds et plus perfectionnés, riches en sang plus chaleureux et plus spiritueux, ont besoin d'un cœur charnu et robuste pour chasser les sucs nutritifs avec plus de force, de rapidité et d'impétuosité dans un corps volumineux et dense de tissu.

De plus, les animaux plus parfaits qui ont besoin d'un aliment plus parfait et d'une chaleur naturelle plus abondante, devaient avoir, pour mieux digérer l'aliment et le mener à sa perfection dernière, des poumons, et un second ventricule pour envoyer les sucs nutritifs dans les poumons.

Ainsi les animaux qui ont des poumons ont aussi deux ventricules, un droit et un gauche. Et, quand il y a un ventricule droit, il y a aussi un ventricule gauche : au contraire, il peut y avoir un ventricule gauche sans ventricule droit. Je les appelle ainsi suivant leurs fonctions et non la position qu'ils occupent. Le ventricule gauche chasse le sang dans tout le corps, et non dans les poumons seulement. Donc c'est le ventricule gauche qui semble constituer le

cœur : il est placé au centre : les colonnes charnues
sculptées dans ses cavités sont plus élevées, et il est
disposé avec plus de perfection que les autres parties. Il semble donc que le cœur ait été fait pour le
ventricule gauche. Le ventricule droit est pour ainsi
dire le serviteur du ventricule gauche, il n'arrive pas
jusqu'à la pointe du cœur : il a une épaisseur trois
fois moindre et il est séparé du ventricule gauche
par une sorte d'articulation, comme l'avait vu Aristote. Mais il a une capacité plus grande, car il doit
non seulement contenir le sang qui passera par le
ventricule gauche, mais encore nourrir les poumons.

Notons qu'il en est autrement chez l'embryon
et qu'il n'y a pas une telle différence entre les ventricules ; ils sont, comme deux noyaux dans une
amande, presque égaux, et le cône ou ventricule
droit atteint le sommet du ventricule gauche. Le
cœur paraît être là comme un cône à double pointe.
D'ailleurs, chez les embryons, comme nous l'avons
déjà dit, le sang ne va pas traverser les poumons,
mais passe du ventricule droit au ventricule gauche.
Tous deux communiquent par le trou ovale et le canal
artériel, ainsi que nous l'avons dit ; ils ont tous deux
pour fonction de ramener le sang de la veine cave
dans la grande artère et de le lancer dans tout le
corps ; de là leur disposition identique. Mais que le
moment vienne où le poumon doit fonctionner et où
les susdites communications doivent se fermer, alors
la différence entre la force et les propriétés des deux
ventricules commence à s'établir, car le ventricule
droit ne lance le sang que dans les poumons, tandis

que le ventricule gauche le lance dans tout le corps.

En outre, il y a dans le cœur des petits bras, pour ainsi dire, et des languettes charnues, et beaucoup de nodosités fibreuses, qu'Aristote (*De respirat. et De partibus animal.*, III) appelle des nerfs. Il en est qui se tendent séparément de diverses manières, il en est d'autres qui sont cachés dans les parois et la cloison du cœur comme de petits muscles. Ils sont destinés à donner au sang une impulsion plus forte et plus vigoureuse, et à faciliter la constriction du cœur : leur présence est un auxiliaire utile à l'expulsion totale du sang. Ainsi que l'ingénieux et savant artifice des cordages des navires, ils aident le cœur à contracter toutes ses parties, de sorte que le sang se trouve chassé des ventricules plus complètement et avec plus de vigueur.

Cette fonction est d'autant plus évidente que chez certains animaux ils existent, que chez d'autres ils sont très petits, et que chez d'autres encore ils font défaut. Chez tous ceux qui en ont, ils sont plus nombreux et plus forts dans le ventricule gauche que dans le ventricule droit ; chez certains animaux, il y en a dans le ventricule gauche, alors qu'il n'y en a pas dans le ventricule droit ; chez l'homme il y en a plus dans le ventricule gauche que dans le droit, plus dans les ventricules que dans les oreillettes ; chez quelques individus, il n'y en a pas dans les oreillettes. Ils sont nombreux chez les individus forts et bien musclés, habitués aux durs travaux des champs, plus rares chez les femmes au corps délicat.

Chez les animaux dont les ventricules du cœur

sont faibles, ces fibres, ces petits bras, ces trabécules
qui sillonnent le cœur manquent; ainsi chez presque
tous les petits oiseaux, les serpents, les grenouilles,
les tortues et autres animaux de cette nature, comme
chez la perdrix, la poule, et également chez la plus
grande partie des poissons, on ne trouve pas ces
sortes de nerfs que nous avons appelés fibres, non
plus que des valvules tricuspides dans les ventricules. Chez certains animaux, le ventricule droit est
faible : le ventricule gauche a des nodosités fibreuses
chez l'oie, le cygne et les plus gros oiseaux. La raison
de cette différence est la même que partout ailleurs :
les poumons étant spongieux et mous, le sang peut
y arriver plus facilement et n'a pas besoin d'une si
grande force d'impulsion. C'est pourquoi les fibres
manquent dans le ventricule droit, ou sont moins
nombreuses, plus faibles, moins charnues, moins
musculaires. Celles du ventricule gauche, au contraire, sont plus robustes, plus nombreuses, plus
charnues, plus musculaires, le ventricule gauche
ayant besoin d'une plus grande force et d'une plus
grande puissance pour lancer plus loin le sang dans
toutes les parties du corps.

Aussi le ventricule gauche tient-il le milieu du
cœur : ses parois sont trois fois plus épaisses et
plus robustes que celles du ventricule droit. C'est
pourquoi, chez les animaux comme chez l'homme,
quand les chairs sont épaisses, dures et solides, quand
les extrémités des membres sont charnues, vigou-
reuses et plus éloignées du cœur, le cœur est fibreux,
épais, robuste et musculaire. Cette disposition n'est-

elle pas évidemment nécessaire? Au contraire, quand la texture des tissus est plus légère et mollasse, quand la corpulence est moindre, le cœur est plus flasque, plus mou, et ses cavités contiennent peu ou point de fibres et de nerfs.

Considérons l'usage des valvules sigmoïdes, qui sont destinées à empêcher le sang envoyé dans les artères de revenir dans les ventricules du cœur. Elles sont placées à l'orifice de la veine artérieuse et de l'aorte, et forment, lorsqu'elles s'élèvent et se réunissent, une ligne triangulaire analogue aux traces d'une morsure de sangsue. Elles s'appliquent étroitement l'une contre l'autre pour empêcher le reflux du sang.

Les valvules tricuspides sont placées à l'entrée de la veine cave et de l'artère veineuse, comme des gardiens qui empêchent le sang de retomber au moment où il est chassé avec force par les ventricules. C'est pourquoi il n'y en a pas chez tous les animaux, et, chez ceux qui en ont, elles ne paraissent pas disposées par la nature avec le même soin, mais sont plus resserrées chez les uns, plus lâches et plus imparfaites chez les autres, selon que la contraction du ventricule qui les ferme est plus ou moins forte. Dans le ventricule gauche, pour que l'occlusion reste complète malgré la violence de l'impulsion; il y a comme deux mitres qui, en se fermant, s'appliquent exactement l'une contre l'autre et descendent en forme de cône jusqu'au milieu du cœur. C'est ce qui a peut-être trompé Aristote, qui, en faisant une coupe transversale de ce ventricule, l'a cru

double. Le sang ne revient donc pas dans l'artère
veineuse, et la force du ventricule gauche ne se perd
pas, mais va se répandre dans tout le corps. Aussi
les valvules mitrales surpassent en grandeur et en
force les valvules du ventricule droit, et ferment plus
exactement le passage au retour du sang. Il suit de
là qu'on ne peut voir de cœur sans un ventricule,
lequel est nécessairement un réceptacle et une cavité
destinée à recevoir le sang. Cela est vrai, en général,
pour le cerveau. En effet, presque toutes les espèces
d'oiseaux n'ont aucun ventricule dans le cerveau,
comme on le voit clairement chez l'oie et le cygne,
dont le cerveau est presque aussi grand que celui du
lapin. Quoique le lapin ait des ventricules dans le
cerveau, cependant l'oie n'en a pas.

Toutes les fois que le cœur n'a qu'un ventricule,
il n'y a qu'une seule oreillette, flasque, mince, creuse
et remplie de sang. Quand il y a deux ventricules, il
y a deux oreillettes. Au contraire, certains animaux
n'ont pas de ventricule, mais une oreillette ou du
moins une vésicule analogue à une oreillette, ou une
veine dilatée à cette place même, qui a des pulsations, comme on le voit chez les crabes, les abeilles
et autres insectes. Et je crois pouvoir démontrer par
des expériences que non seulement leur cœur se
contracte, mais encore qu'ils respirent dans cette partie de leur corps qu'on appelle queue. Elle s'allonge
et se contracte plus ou moins fréquemment suivant
qu'ils sont plus ou moins essoufflés et manquent
d'air. D'ailleurs nous traiterons ces questions en étudiant la respiration. De même il est évident que les

oreillettes ont des pulsations et qu'en se contractant
(ainsi que je l'ai dit), elles lancent le sang dans les
ventricules. Partout donc où il y a un ventricule, il
faut une oreillette; non seulement, comme on le
croit en général, pour qu'il y ait un réceptacle et une
cavité au sang (pourquoi, en effet, aurait-elle des
pulsations si elle était simplement destinée à retenir
le sang?), mais parce que les oreillettes sont les premiers moteurs du sang, surtout l'oreillette droite,
qui vit la première, qui meurt la dernière (comme
nous l'avons dit), et qui est nécessaire pour lancer le
sang dans le ventricule placé au-dessous. Alors le
ventricule, en se contractant, lance le sang qui y est
envoyé plus facilement et avec plus de force, comme,
dans les jeux de paume, on lance la balle plus loin
et plus fort par le rebondissement que par une
simple projection. Cette opinion est contraire à
l'opinion vulgaire, mais en réalité ni le cœur, ni
aucune autre partie du corps ne peut se distendre et
attirer à lui par sa diastole autrement que comme
une éponge, qui, comprimée par force, revient
ensuite à son premier état. Chez les animaux tous les
mouvements se font d'abord localement et commencent par la contraction d'une partie quelconque.
Aussi le sang est chassé dans les ventricules par
la contraction des oreillettes, comme je l'ai montré, et de là il est lancé et poussé dans le corps
par la contraction des ventricules.

Quant au mouvement local et au principe immédiat du mouvement dans les actes de tous les animaux, peut-être est-ce l'esprit moteur, comme le

dit Aristote dans son livre *De spiritu* et ailleurs, qui devient contractile, de même que νεῦρον vient de νεύω (je plie, je contracte).

Aristote a connu les muscles, mais non leurs fonctions, en rapportant tous les mouvements des animaux aux nerfs aussi bien qu'à la substance contractile, et en appelant nerfs les languettes du cœur; si j'avais ici à démontrer la nature des organes moteurs des animaux et la constitution des muscles, je pourrais le faire d'après mes observations.

Mais poursuivons l'étude que nous nous sommes proposée, et étudions la fonction des oreillettes qui remplissent de sang les ventricules, comme nous l'avons dit plus haut. Plus le cœur est gros et compact, plus ses parois sont épaisses, plus les oreillettes ont de vigueur musculaire pour chasser le sang dans les ventricules et les remplir. Quand le cœur est délicat, au contraire, les oreillettes apparaissent sous la forme d'une vésicule sanguine et d'une membrane pleine de sang. Il en est ainsi chez les poissons. La vésicule qui est à la place de l'oreillette est si mince et si grande, qu'elle paraît se déplacer au-dessous du cœur. Chez quelques poissons, elle est plus charnue, et alors elle imite et représente parfaitement bien les poumons, comme chez le cyprin, la barbue, la tanche et autres poissons.

Chez certains sujets vigoureux et habitués aux travaux pénibles, j'ai trouvé l'oreillette droite si forte qu'elle m'a paru dépasser la force de certains ventricules, et admirablement organisée par ses petites languettes, par la disposition variée de ses fibres, et je m'étonnais des variétés considérables qu'on peut observer selon les individus.

Remarquons que chez le fœtus les oreillettes sont relativement bien plus grandes, car leur existence est antérieure à celle du cœur, et, avant qu'il remplisse ses fonctions, ainsi que nous l'avons dit, elles font pour ainsi dire l'office de cœur.

Mais ce que j'ai observé dans la formation du fœtus, ce que j'ai rapporté plus haut et ce qu'Aristote a vu dans l'œuf, tout cela jette sur cette question beaucoup de lumière. Tant que le fœtus est comme un vers mou et pour ainsi dire laiteux, il n'y a qu'un seul point sanguin ou une vésicule pulsative, qui est comme le début de la veine ombilicale dilatée à sa base. Quand les traits du fœtus commencent à se dessiner, et qu'il prend une consistance plus ferme, cette vésicule devient plus charnue et plus vigou- reuse, et se transforme, changeant sa constitu- tion, en oreillettes, au-dessous desquelles le cœur commence à croître, mais sans remplir aucun usage dans l'économie. Lorsque le fœtus est formé, que les os se distinguent des muscles, et que l'animal complet commence à se mouvoir dans le sein de sa mère, alors il a aussi un cœur qui commence à battre, et, ainsi que je l'ai dit, les deux ventricules envoient le sang de la veine cave dans l'artère aorte. Ainsi la divine et parfaite nature, ne faisant rien en vain, n'a pas donné de cœur aux animaux qui n'en avaient pas besoin, et ne l'a pas créé avant que ses fonctions n'aient été nécessaires. Passant toujours par les mêmes degrés, chaque animal se forme en traver-

sant pour ainsi dire les différentes organisations de
l'échelle animale, devenant tour à tour œuf, ver,
fœtus, et, dans chacune de ces phases, arrivant à la
perfection[1]. Quand nous parlerons de la formation
du fœtus, nous confirmerons cette idée par beaucoup
d'observations.

Enfin c'est avec raison qu'Hippocrate, dans son
livre du cœur, proclame que le cœur est un muscle :
car son action et sa fonction sont les mêmes que
celles des muscles : il se contracte et produit des
mouvements, mouvements du sang qu'il contenait.

De plus la constitution des fibres et leur disposition motrice permettent de considérer l'action du cœur
et ses usages comme analogues à ceux des muscles,
et tous les anatomistes ont noté avec Galien que le
cœur avait des fibres disposées en sens divers,
fibres droites, fibres transversales, fibres obliques,
mais que, dans l'effort du cœur, on pouvait voir
changer la direction de ces fibres. En effet, dans les
parois et dans la cloison, toutes les fibres sont circulaires, comme celles des sphincters ; celles au
contraire qui sont dans les languettes des ventricules sont obliques en longueur : or, quand toutes
les fibres se contractent, la pointe du cœur est
attirée à la base par ces languettes charnues ; les
parois se contractent circulairement, et le cœur, par
cette contraction locale resserre ses ventricules, et

1. Voici dans quels termes Harvey s'exprime sur cette théorie qui
a été depuis si féconde : « Sed iisdem gradibus in formatione cujus-
cumque animalis, transiens per omnium animalium constitutiones, ut
ita dicam, ovum, vermem, fœtum, perfectionem in singulis acquirit. »

cette action contractile a pour but de lancer le sang dans les artères.

Il faut aussi approuver ce que dit Aristote sur la force régulatrice du cœur. Reçoit-il du cerveau le sentiment et le mouvement? reçoit-il le sang du foie? est-il le principe des veines, du sang, etc.? Ceux qui veulent soutenir cette opinion oublient un fait fondamental, c'est que le cœur existe avant toute autre partie, et qu'il a en lui le sang, la vie, le sentiment, le mouvement, avant que le cerveau et le foie existent et apparaissent distinctement, avant qu'ils aient pu remplir une fonction quelconque. Avec son organisation, disposée en vue du mouvement, le cœur est comme un être intérieur qui préexiste à tous les organes. Une fois qu'il existe, l'animal tout entier peut être créé, nourri, conservé et perfectionné par lui, comme si la nature avait voulu qu'il fût à la fois l'œuvre et le réceptacle du cœur. Ainsi le cœur, comme le chef de l'État, a le souverain pouvoir et gouverne partout. C'est de lui que naît l'être; c'est de lui que dépend et que dérive le principe de toute puissance.

L'étude des artères confirme et éclaire cette vérité. Pourquoi l'artère veineuse n'a-t-elle pas de pulsations, quoique on la range parmi les artères? pourquoi sent-on le battement de la veine artérieuse? c'est que le pouls des artères tient à l'impulsion du sang lancé par le cœur. Si les artères par leurs parois épaisses et résistantes diffèrent tant des veines, c'est qu'elles ont à soutenir l'effort du cœur et le jet de sang qu'il leur lance.

Comme la nature, dans sa perfection, ne fait rien
en vain et suffit à tout, plus les artères sont proches
du cœur, plus elles diffèrent de la constitution des
veines, et plus elles sont fortes et fibreuses; mais
dans leurs dernières ramifications, comme à la main,
au pied, au cerveau, au mésentère, aux testicules,
elles ont une structure tellement semblable qu'on
peut difficilement les distinguer l'une de l'autre par
le simple examen de leurs parois. Ces faits sont bien
explicables, car plus les artères sont éloignées du
cœur, moins elles sont ébranlées par le choc qui se
disperse dans une grande étendue. Ajoutons que
l'impulsion du cœur, qui avait dû suffire au sang
dans tous les troncs artériels et dans leurs rameaux,
diminue en se disséminant dans toutes les petites
ramifications des artères.

Cela est si vrai que les dernières ramifications
capillaires des artères paraissent des veines, non
seulement par leur structure, mais par leurs usages;
en effet, elles n'ont pas de pouls sensible, et, si elles
en ont, c'est que le cœur bat avec violence, ou qu'il
y a en un point une petite artériole plus dilatée et
plus ouverte : c'est ce qui fait que dans les dents,
dans les tumeurs, dans les doigts, tantôt nous pouvons sentir le pouls, tantôt nous ne le pouvons pas.
Aussi ai-je remarqué que chez les enfants dont les
pulsations sont fréquentes et accélérées, c'est le seul
signe certain de fièvre. Il en est ainsi pour les individus faibles et délicats. En comprimant les doigts,
alors que la fièvre était dans toute son intensité, je
pouvais facilement sentir le pouls.

Réciproquement, quand le cœur bat faiblement, on ne peut plus sentir le pouls, non seulement dans les doigts, mais encore au carpe et aux tempes, comme dans la lipothymie, les affections hystériques et l'asphyxie, chez les malades affaiblis qui vont mourir.

Il y a une cause d'erreur dont il faut prévenir les chirurgiens. Dans les amputations, l'incision des tumeurs charnues et les blessures, le sang, quand il sort d'une artère, jaillit avec force; mais il n'en est pas toujours ainsi, car les petites artères n'ont pas de pulsations, surtout si elles ont été comprimées plus haut par une ligature.

Si la veine artérieuse a non seulement une structure et des parois identiques à celles des artères, et si cependant elle ne diffère pas tant que l'aorte de la structure des veines, la raison en est la même : l'aorte reçoit l'impulsion du ventricule gauche, plus forte que celle du ventricule droit, et les tuniques de ce vaisseau sont d'autant plus faibles par rapport à celles de l'aorte, que les parois et le tissu du ventricule droit sont plus faibles par rapport au ventricule gauche; d'ailleurs, autant les poumons s'éloignent, par leur structure spongieuse, de la consistance du corps et des chairs, autant la tunique de la veine artérieuse diffère de celle de l'aorte. Et tous ces organes conservent partout les mêmes proportions : plus les individus sont vigoureux, fortement musclés, habitués aux durs travaux, plus le cœur est robuste, épais, dense et fibreux, plus les oreillettes et les artères ont d'épaisseur et de force, mais toujours il y a entre ces organes les mêmes proportions.

Les animaux dont les ventricules sont légers, sans villosités, sans valvules, aux parois minces, comme les poissons, les oiseaux, les serpents et la plupart des espèces animales, ont des artères qui diffèrent peu ou point des veines, pour l'épaisseur de leurs parois.

Si les poumons possèdent des vaisseaux aussi considérables que la veine et l'artère pulmonaires (le tronc de l'artère veineuse est plus gros que celui de toutes les autres veines, fémorale, jugulaire, etc.), et s'ils sont gorgés de tant de sang, comme des expériences et des autopsies nous l'ont appris (et, selon le conseil d'Aristote, nous ne nous sommes pas laissé abuser par l'examen de ces vaisseaux chez les animaux morts d'hémorragie), c'est que les poumons et le cœur sont l'origine, la source et le trésor du sang, qui s'y élabore et s'y perfectionne.

Pareillement, si nous voyons dans les dissections anatomiques l'artère veineuse et le ventricule gauche gorgés d'une si grande quantité de sang, et du même sang que dans le ventricule droit et la veine artérieuse, noir et en grumeaux, c'est que le sang traversant les poumons va continuellement d'un ventricule à l'autre. Si la veine dite artérieuse a en général la structure d'une artère, et si l'artère dite veineuse a la structure d'une veine, c'est qu'en réalité, par leurs usages et leur disposition, elles sont, l'une une artère, l'autre une veine, contrairement à l'opinion vulgaire. Et si la veine artérieuse a un aussi large orifice, c'est qu'elle contient bien plus de sang qu'il n'en faut pour nourrir les poumons.

Tous ces phénomènes que j'ai observés en disséquant, ainsi que beaucoup d'autres qu'il faudrait développer avec talent, peuvent éclairer et confirmer la vérité de ce que nous avons exposé plus haut, et contredire les idées généralement reçues. Mais il me semble qu'il serait bien difficile de les expliquer autrement que nous l'avons fait [1].

1. Voyez la note 3.

DEUX DISSERTATIONS ANATOMIQUES

SUR

LA CIRCULATION DU SANG

ADRESSÉES A'

Jean RIOLAN fils, de Paris

Habile médecin, coryphée des anatomistes,
Professeur royal d'anatomie et de botanique à l'Université de Paris,
Savant doyen de cette Université,
Médecin en chef de la reine mère de Louis XIII

PAR

William HARVEY, anglais

Professeur d'anatomie et de chirurgie
au Collège royal des médecins de Londres et premier médecin
de Sa Sérénissime Majesté Royale

Cambridge, 1849.

1649

PREMIÈRE DISSERTATION

Il y a peu de mois a paru l'ouvrage d'anatomie et de pathologie de l'illustre Riolan, qui me l'envoya de sa propre main, ce dont je le remercie beaucoup. Je tiens à le féliciter du succès avec lequel il a terminé cet ouvrage digne des plus grands éloges. Représenter le siège de toutes les maladies est une œuvre qu'une grande intelligence pouvait seule accomplir, et c'est entrer dans un domaine difficile à parcourir que de chercher à mettre sous les yeux du lecteur des maladies qui échappent presque à la vue. Ces efforts conviennent au prince des anatomistes. Il n'y a pas de science qui ne dérive d'une idée *a priori,* et il n'y a pas de connaissance solide et sûre qui ne tire son origine des sens.

Aussi le sujet lui-même et l'exemple d'un si grand homme réclamaient une réponse et m'engageaient à publier mon anatomie médicale, adaptée aux usages de la médecine ; non pas seulement, comme Riolan, pour montrer du doigt le siège des maladies, et, d'après les idées reçues, expliquer la forme des maladies qui devaient précisément atteindre certains organes, mais pour disséquer des sujets malades atteints des affections les plus graves et les plus rares, pour montrer les changements subis par les organes au point de vue de

la situation, de la dimension, de la structure, de la con-
formation des autres formes sensibles et des apparences
naturelles que décrivent en général tous les anatomistes.
Autant la dissection des sujets sains sert à la philosophie
et à la vraie physiologie, autant l'examen des corps
malades et cachectiques sert à la pathologie philoso-
phique. Les médecins doivent d'abord connaître la constitution physiologique naturelle et posséder la notion
exacte des faits normaux. Ainsi en définissant, en mettant
en lumière ce qui existe en dehors de ces règles, la pathologie peut être éclairée, et, avec la pathologie, l'art de
guérir. L'anatomie pathologique donne l'occasion d'imaginer beaucoup de nouveaux remèdes. Il serait difficile
de croire combien nos organes intérieurs sont altérés,
surtout dans les maladies chroniques, et quels monstres
les maladies y engendrent. J'oserais dire que la dissection d'un sujet pathologique, l'examen d'un corps pourri
par une vieille maladie, sont choses plus utiles à la médecine que la dissection de dix cadavres de pendus.

Je ne désapprouve donc pas l'œuvre du très savant
et très habile anatomiste Riolan : je pense, au contraire,
qu'il faut le célébrer et le combler d'éloges; car ce qui
éclaire la physiologie est extrêmement utile à la médecine. Et j'ai toujours pensé qu'il est aussi profitable à
l'art de guérir de montrer les lieux des maladies que
d'étudier les affections elles-mêmes, de les raconter et de
les expliquer d'après mon expérience et mes nombreuses
dissections.

Quant aux objections qui, dans ce livre, regardent
spécialement la circulation du sang que j'ai découverte,
il faut d'abord y réfléchir et les méditer avec soin.
Il ne faut pas négliger, en effet, dans un tel sujet, l'opinion d'un si grand homme, qui, de tous les anatomistes

de ce siècle, est sans contredit regardé comme le premier, et son avis seul, qu'il soit favorable ou qu'il
condamne, doit avoir plus de prix que l'opinion de tous
les autres qui applaudissent ou qui blâment. Or (*En-
chir.*, liv. III, chap. VIII) il reconnaît la vérité de nos
idées sur le cours du sang chez les animaux, et pourtant
il combat aussi notre opinion sur la circulation du sang,
mais sans en être l'adversaire déclaré et systématique.
En effet, il dit (liv. II, chap. XXI) que le sang contenu
dans la veine porte ne circule pas comme le sang dans
la veine cave (liv. III, chap. VIII), que cependant le sang
circule et que l'aorte et la veine cave sont des vaisseaux
circulatoires. Il pense toutefois que leurs dernières ramifications ne servent pas à la circulation. « En effet, dit-il, le
sang répandu dans toutes les parties de la seconde et de
la troisième région y reste pour les nourrir, et ne reflue
dans les plus gros vaisseaux que s'il y est porté par force,
lorsque ces gros vaisseaux manquent complètement de
sang, ou encore si sa chaleur et son impétuosité naturelles le poussent dans les gros vaisseaux circulatoires. »
Et un peu après il ajoute : « Soit que le sang des veines
remonte continuellement et se dirige vers le cœur, soit
que le sang des artères descende et s'éloigne du cœur,
cependant si les petites veines du bras et de la jambe
sont vides, le sang des veines peut descendre et remplir les vides, comme je l'ai clairement démontré, dit-
il, contre Harvey et Walæus. » Et, comme Galien, ainsi
que le prouvent l'expérience de tous les jours et la nécessité d'un sang qui circule, il confirme l'existence
d'anastomoses entre les veines et les artères : « Voilà,
dit-il, quelle est, en réalité, la circulation du sang,
malgré ceux qui veulent fondre et mélanger les humeurs et détruire la vieille médecine. »

Ces mots nous montrent clairement pourquoi cet homme illustre admet en partie la circulation du sang et la rejette en partie, et pourquoi il s'est arrêté à une théorie indécise et hésitante sur la circulation du sang. Or il ne détruirait pas la vieille médecine, si, conduit par l'amour de la vérité et non par la crainte, il osait dire hautement son avis, ce qu'il ne fait pas, de peur de porter atteinte à la médecine antique et traditionnelle, et de paraître contredire la physiologie qu'il a exposée lui-même dans son *Anthropologie*. En effet, la circulation du sang ne détruit pas la vieille médecine, mais la soutient au contraire, en établissant la physiologie médicale sur l'observation des phénomènes naturels et en combattant les théories anatomiques de l'usage et des fonctions du cœur, des poumons et des autres viscères. Ainsi donc on verra facilement, tant par ses paroles mêmes et ses aveux que par les raisons que je vais donner, que le sang tout entier, en quelque partie du corps qu'il se trouve, se meut et change de place, aussi bien le sang des grosses veines et de leurs ramifications que celui qui est contenu dans les porosités de toutes les parties, que ce sang, dis-je, vient du cœur et qu'il reflue au cœur d'une manière continue. Nulle part il ne reste stagnant sans éprouver des altérations, et cependant j'accorde qu'en certains endroits son cours est plus rapide ou plus lent.¹

Aussi ce savant auteur se contente de dire d'abord que le sang des ramifications de la veine porte ne peut pas y circuler : or il n'aurait pu combattre ce fait ou le nier, s'il ne s'était caché à lui-même la force de son argumentation (liv. III, chap. VIII). « Que si, dit-il, le cœur reçoit, à chaque pulsation, une goutte de sang et la lance dans l'aorte, comme, en une heure, il a deux mille pulsations, · nécessairement en une heure une grande quantité de sang devra passer à travers le cœur.» Il faut aussi admettre le même fait pour le mésentère, puisqu'il entre à chaque pulsation du cœur, par l'artère cœliaque et les artères mésentériques, bien plus qu'une goutte de sang dans le mésentère et dans ses veines, et la quantité qui y pénètre est telle, que le sang doit ou bien en sortir par un endroit quelconque, ou bien distendre et briser les branches de la veine porte. Pour résoudre ce problème, on ne peut regarder comme probable que le sang du mésentère entre et sort par les mêmes artères, se consumant en un mouvement inutile, comme le flux et le reflux de l'Euripe, et il n'est guère vraisemblable que le mésentère se vide dans l'aorte en suivant les mêmes voies par lesquelles l'aorte s'est vidée dans le mésentère. Le mouvement du sang qui entre contrarierait le mouvement en sens inverse. Comment y aurait-il un changement de direction, quand il est certain que le cours du sang est continu, incessant et sans interruption? Comme le sang qui est entré dans le cœur, le sang qui est entré dans le mésentère doit sortir par une autre voie que la voie d'entrée. Ce qui est manifeste; car autrement il n'y aurait plus de circulation et on peut aussi bien dire, avec autant de vraisemblance, de ce sang ce qu'on dit du sang des ventricules. En effet, par la systole du cœur, le sang serait poussé dans l'aorte et y reviendrait au moment de la diastole! L'aorte se viderait dans les ventricules du cœur comme les ventricules dans l'aorte! Ainsi, il n'y aurait de circulation ni dans le cœur, ni dans le mésentère, mais un vain flux et reflux et une agitation inutile. C'est pourquoi si, dans le cœur, l'argument qu'il a adopté démontre la circulation du sang, le même argument doit né-

cessairement être admis pour la circulation dans le mésentère; si, au contraire, il n'y a pas de circulation dans
le mésentère, il n'y en a pas non plus dans le cœur, et le
même argument, en changeant les termes, démontre ou
détruit également et la circulation dans le cœur et la
circulation dans le mésentère.

Il dit que, dans le cœur, les valvules sigmoïdes empêchent le retour du sang, mais qu'il n'y a pas de valvules dans le mésentère. Je réponds que cela n'est pas
exact, et que j'ai trouvé des valvules dans la veine splénique et aussi quelquefois dans d'autres vaisseaux du
mésentère. En outre, on ne trouve pas toujours des valvules dans les veines, et il y en a bien plus dans les veines
sous-cutanées des membres que dans les veines profondes; car le sang qui vient des petits vaisseaux descend
naturellement dans les plus gros par la compression des
muscles qui les entourent, et peut de moins en moins
revenir en arrière étant forcé de suivre la voie qui lui
est ouverte. Qu'aurait-il alors besoin de valvules? Pour
calculer combien de sang chaque pulsation du cœur
envoie dans le mésentère, comptez combien il entre de
sang dans le carpe quand on fait une compression modérée serrant les veines qui sortent de la main et les
artères qui y entrent; or les artères du mésentère sont
plus volumineuses que celles du carpe. Calculez combien il faut de pulsations pour remplir et gonfler toute
la main, et vous verrez qu'à chaque pulsation il entre,
si la ligature n'est pas trop serrée pour s'y opposer, bien
plus qu'une goutte de sang. Le sang ne pouvant revenir
en arrière remplit la main, la distend et la rend énorme.
On peut donc, par analogie, conclure qu'il entre dans
le mésentère autant, sinon plus de sang, que dans le
carpe, les artères du mésentère étant plus volumineuses

que celles du carpe. Et si l'on songe aux énormes difficultés qu'on a pour arrêter, par des ligatures ou des
compressions, le jet impétueux du sang d'une petite artère coupée ou déchirée, si l'on a vu la force avec laquelle le sang, comme s'il sortait d'un siphon, boule-
verse, détruit et traverse tout l'appareil, on regarderait
comme invraisemblable qu'il puisse y avoir un reflux
quelconque qui lutte contre une pareille masse de sang
lancée avec cette force. Aussi je pense que notre adversaire, en réfléchissant à ces faits, ne pourra admettre
que le sang qui vient des artères du mésentère avec
cette force et cette impétuosité rencontre le sang qui
vient de la veine porte et que le sang veineux sort du
mésentère par les mêmes voies qui donnent issue au jet
de sang artériel.

De plus, comme ce savant anatomiste pense que le
sang n'a pas de mouvement circulaire, mais que c'est
toujours le même sang qui reste stagnant dans les ramifications du mésentère, il semble supposer qu'il y a deux
genres différents de sang, destinés à un double usage,
et, par conséquent, que le sang de la veine porte et celui
de la veine cave ne sont pas les mêmes ; le premier ayant
besoin, le second n'ayant pas besoin, pour vivre, de ce
mouvement circulaire. Or ce fait n'est ni évident par
lui-même, ni démontré.

En outre, ce savant ajoute (*Enchirid.*, liv. II, ch. xviii) :
« Il y a dans le mésentère un quatrième genre de vaisseaux, qu'on appelle veines lactées (découvertes par
Asclli). » Il semble supposer que par ces vaisseaux les
aliments sont extraits des intestins et arrivent au foie,
qui est l'organe élaborateur du sang, et que là ils sont
transformés et changés en sang. Il dit aussi (liv. IV,
ch. viii) que ces aliments sont amenés dans le ventricule

droit du cœur. « Tous ces faits, ajoute-t-il, font cesser
les difficultés qui existaient autrefois relativement à la
distribution du chyle et du sang dans les mêmes ca-
naux, car les veines lactées conduisent le chyle au
foie; et, comme ce sont des vaisseaux bien séparés, ils
peuvent aussi être obstrués séparément. » Mais si ce suc
lacté peut passer dans le foie et de là, par la veine cave,
dans le ventricule du cœur, comment le savant Riolan
peut-il nier que le sang contenu dans les innombrables
ramifications capillaires du foie passe dans les rameaux
de la veine porte; car ce qu'il dit du chyle ou du suc
blanc contenu dans les vaisseaux lactés peut être vraisemblablement dit du sang, liquide plus léger et plus
pénétrant, et en outre poussé par les pulsations artérielles.

Ce savant auteur fait mention d'un traité qu'il a fait
sur la circulation du sang; si j'avais le bonheur de le
lire, je me rendrais peut-être à ses raisons.

Pourquoi n'a-t-il pas voulu admettre la circulation
du sang dans les ramifications de la veine porte et de la
veine cave? Il dit (liv. III, ch. VIII) que le sang des
veines remonte toujours et va au cœur, de même que
le sang de toutes les artères descend et s'éloigne du
cœur. Je ne vois pas pourquoi, s'il a admis ces faits,
toutes les difficultés qui existaient jadis sur la distribution du chyle et du sang dans les mêmes vaisseaux ne
cessent pas également. Il n'est pas nécessaire de supposer les vaisseaux du chyle distincts des autres. De
même que les veines ombilicales absorbent le suc nutritif des humeurs de l'œuf et le portent à l'embryon pour
le nourrir et l'accroître, même alors qu'il est déjà tout
formé, de même pourquoi ne dirait-on pas que les
veines mésaraïques absorbent le chyle des intestins et le

portent au foie, remplissant chez l'adulte les mêmes
fonctions que les veines ombilicales chez le fœtus? Toutes
les difficultés cesseraient, et l'on n'aurait pas à supposer
deux mouvements contraires dans les mêmes vaisseaux,
mais un même mouvement continu du sang dans les
veines mésaraïques, des intestins au foie.

Je dirai ailleurs ce que je pense des veines lactées en
exposant mes recherches sur le lait dans les différents
organes des nouveau-nés. On en trouve, en effet, chez
l'enfant, dans son mésentère et dans toutes ses glandes,
dans le chyme, dans les aisselles et dans les mamelles,
et les *sages-femmes* ôtent ce lait, dans l'intérêt, disent-elles,
de la santé des enfants.

De plus le savant Riolan n'a pas voulu admettre la
circulation, non seulement pour le sang contenu dans
le mésentère, mais encore pour celui qui se trouve dans
les ramifications de la veine cave ou de l'aorte. J'affirme
que toutes les parties de la seconde ou de la troisième
région n'ont aucune circulation, si bien qu'il n'admet
comme vaisseaux circulatoires que la veine cave et l'aorte,
ce dont il donne (liv. III, chap. VIII) une bien faible
raison. « En effet, dit-il, le sang répandu dans toutes les
parties de la seconde et de la troisième région y reste
pour les nourrir et ne reflue dans les plus gros vaisseaux
que s'il y est lancé par force, ou si les gros vaisseaux
manquent complètement de sang, ou encore si son impulsion le fait affluer dans les vaisseaux où se fait la circulation. »

La portion qui sert à la nutrition doit donc nécessairement rester, car il n'y aurait pas de nutrition s'il
ne restait une certaine quantité de sang qui s'assimile
au corps pour faire un tout et remplacer ce qui se perd.
D'ailleurs il n'est pas nécessaire que tout le sang des

vaisseaux reste en place pour qu'une petite portion en
soit assimilée. En effet, les différents organes ne se
servent pas, pour leur nutrition, de tout le sang qui est
contenu dans leurs artères, leurs veines et leurs pores
invisibles, et si ce sang est agité d'un flux et d'un reflux
continuels, il n'est pas nécessaire qu'il laisse quelques
parcelles pour la nutrition ou qu'il reste tout entier
pour la nutrition. Cependant Riolan, dans le même livre
où il fait cette affirmation, semble presque partout assurer le contraire, surtout quand il parle de la circulation du cerveau. Il décrit une circulation pour le cerveau, disant que, grâce à la circulation, le sang du cerveau revient au cœur et le refroidit. Tous les organes
éloignés du cœur paraissent le refroidir. Aussi dans les
fièvres, quand les viscères entourant le cœur sont violemment consumés par une chaleur fébrile, ardente, les
malades découvrent leurs membres, écartent les couver-
tures et cherchent à refroidir leur cœur; et, comme le
savant Riolan l'affirme pour le cerveau, le sang, dont la
chaleur est tempérée et diminuée dans les membres,
gagne le cœur par les veines et le refroidit. Riolan paraît même insinuer qu'il en est nécessairement des autres
organes du corps comme du cerveau, contrairement à
ce qu'il avait auparavant déclaré hautement. En effet,
il dit, mais avec certaines précautions et certaines am-
biguïtés, que le sang de la seconde et de la troisième région ne reflue que s'il est lancé par force, ou si les gros
vaisseaux manquent complètement de sang, ce qui est
très exact si l'on veut donner à ces mots leur véritable
signification; car il entend, je crois, par gros vaisseaux,
qui, en se vidant, attirent le sang, la veine cave, les
veines circulatoires, mais non les artères. Quant aux
artères, elles ne se vident que dans les veines ou les

porosités des organes : elles sont continuellement remplies par l'impulsion du sang que lance le cœur, tandis
que le sang arrivé dans la veine cave et les vaisseaux circulatoires s'écoule rapidement vers le cœur. Il y aurait
donc subitement dans le cœur privation absolue de sang,
si toutes les parties n'y rejetaient incessamment le sang
qu'elles reçoivent. Ajoutons que la violence du sang
lancé et comprimé par chaque pulsation du cœur force
le sang contenu dans toutes les parties de la seconde et
de la troisième région à se diriger des porosités dans les
veines, et des rameaux veineux dans les plus grosses
veines : cette action est aidée par le mouvement et la
compression des parties adjacentes. En effet le sang est
refoulé par les parties solides qui compriment et resserrent les vaisseaux, et les rameaux veineux qui che-
minent dans les muscles des membres sont pressés et
resserrés par leurs mouvements, et forcent le sang à
aller des petits vaisseaux aux grands.

Il ne faut donc pas douter que le sang ne soit continuellement lancé avec force par les artères dans toutes
les parties du corps, et qu'il ne revient pas en arrière.
Si l'on admet qu'à chaque pulsation du cœur les artères
sont toutes simultanément distendues par l'impulsion
du sang, et si, comme ce savant l'admet, la diastole des
artères répond à la systole du cœur, si le sang sorti des
ventricules du cœur ne peut y rentrer, grâce à l'occlusion des valvules, ainsi que le semble admettre le savant Riolan, il en sera évidemment de même pour
toutes les parties du corps et pour toutes les régions où
le sang se précipite avec une grande impétuosité : car
partout où battent les artères, c'est qu'il y a un jet de
sang qui les gonfle avec force. Aussi le pouls des artères s'observe dans toutes les régions, même à l'extré-

mité des doigts et sous les ongles. Il n'y a dans tout le corps aucune partie, si petite qu'elle soit, tourmentée par un phlegmon ou un furoncle, où l'on ne puisse sentir ce mouvement lancinant des pulsations artérielles, qui semblent faire effort pour rompre la peau.

Mais de plus il est clair que le sang se rend dans les porosités des tissus, même dans la peau des mains et des pieds. Nous voyons quelquefois en effet, par de fortes gelées, les mains et les pieds, chez les enfants surtout, tellement refroidis qu'en les touchant on a presque la sensation d'un morceau de glace. Ces parties deviennent tellement inertes et rigides, qu'elles n'ont presque plus de sensibilité et ne peuvent se mouvoir. Quelquefois cependant elles sont remplies de sang, et on pourra les voir tantôt rouges et tantôt livides. Elles ne peuvent se réchauffer que si le sang, froid, privé d'esprits et de chaleur, qu'elles contiennent, est remplacé par un sang nouveau, venant des artères, chaud et vivifié par les esprits. Ce sang les réchauffe et les réconforte, leur rend la sensibilité et le mouvement. Ces organes glacés ne seraient pas rendus à la vie et à leurs fonctions par le feu et la chaleur extérieure, plus que les membres d'un cadavre, si un sang chaud ne venait les animer dans l'intimité de leurs tissus. En réalité, c'est là le principal usage et la principale fonction de la circulation : il faut que le sang, entraîné dans une course continuelle, fasse un circuit incessant et tienne perpétuellement tous les organes qu'il irrigue sous sa dépendance. En effet toutes les parties qui dépendent de la circulation conservent la chaleur première qui est innée, et gardent leur pouvoir vital et végétatif de manière à pouvoir accomplir leurs fonctions, en étant, comme disent les physiologistes, soutenues et excitées par la chaleur et les esprits vitaux : de même les corps vivants conservent une température modérée, intermédiaire entre les deux extrêmes, grâce à la chaleur et grâce au froid. De même que l'air inspiré tempère dans les poumons, au centre du corps, la trop grande chaleur du sang et permet l'évaporation des fuliginosités suffocantes, de même le sang plein de chaleur lancé par les artères dans tout le corps nourrit et échauffe toutes les extrémités, soutient leur vitalité et les préserve de la mort qu'amènerait la violence du froid extérieur.

Aussi serait-il bien injuste et bien bizarre que les parties de chaque région du corps n'aient pas l'avantage de ce changement de sang et de cette circulation, quand c'est surtout pour elles que la circulation a été créée par la nature. En résumé, quoi qu'on en dise de la confusion et de la perturbation des humeurs, la circulation du sang se fait dans tout le corps et dans toutes ses parties, aussi bien dans les gros que dans les petits vaisseaux. Il est nécessaire que tous les organes en aient le bénéfice ; car sans cette circulation ils ne pourraient ni recouvrer leur vitalité perdue, ni conserver leur vitalité normale. Nous voyons donc que tout l'influx de cette chaleur conservatrice vient par les artères, et grâce à la circulation.

Aussi le savant Riolan, en disant dans son *Enchiridion* qu'il y a des parties sans circulation, paraît parler avec plus d'adresse que de vérité ; et il semble qu'il ait adopté cette opinion par convenance, afin de plaire au plus grand nombre et de n'offenser personne plutôt que pour le noble amour de la vérité.

Il semble agir de même quand il fait passer le sang dans le ventricule gauche (liv. III, chap. viii) à travers la cloison du cœur et des voies inconnues et invisibles, plutôt que par les gros et larges vaisseaux qui viennent du poumon, vaisseaux auxquels est adapté un appareil de valvules empêchant le retour du sang. Je voudrais bien connaître la raison pour laquelle le passage par les vaisseaux est impossible, raison qu'il dit avoir exposée ailleurs. Il serait étonnant que l'aorte et la veine artérieuse eussent la même structure et la même disposition, et ne remplissent pas le même usage. N'est-il pas, au contraire, tout à fait improbable que le flot immense de toute la masse du sang se rende au ventricule gauche uniquement par les petits et imperceptibles méandres de la cloison, quand il lui faut de si larges orifices dans le cœur droit alors qu'il vient de la veine cave, dans le ventricule gauche alors qu'il sort par l'aorte? Mais cette affirmation est inconséquente, car il dit (liv. III, chap. vi) que les poumons sont au cœur comme un émonctoire (*emunctorium et emissarium*), et que le poumon est impressionné par le sang qui y passe et les impuretés qui le traversent en même temps que le sang.

Il dit aussi que les poumons sont souillés par les désordres des viscères qui fonctionnent mal et envoient alors au cœur un sang impur dont le cœur ne peut se débarrasser qu'en lui faisant subir plusieurs circulations. Le même auteur dans le même endroit s'oppose aux idées de Galien sur la saignée dans la péripneumonie et sur la communication des veines avec les vaisseaux pulmonaires.

« S'il est vrai, dit-il, que le sang passe du ventricule droit aux poumons pour se rendre au ventricule gauche et de là à l'aorte, et si l'on veut admettre la circulation du sang, qui ne voit que dans les affections pulmonaires,

le sang s'y portera en grande abondance. Il opprimera
les poumons, à moins que l'on ne fasse d'abord une
large évacuation sanguine pour les soulager en diminuant la quantité de sang. Telle était l'idée d'Hippocrate, qui dans l'inflammation du poumon soustrait du
sang par la tête, le nez, la langue, les bras, les pieds et
par toutes les parties du corps, pour diminuer la quantité totale du sang affluant dans le poumon, de manière
à rendre le corps exsangue. Si, dit Riolan au même endroit, l'on admet la circulation, les poumons seront facilement dégorgés par la saignée. Si on la rejette, je ne
vois pas comment on peut diminuer le sang des poumons ; car si, par la veine artérieuse, le sang cherche à
revenir dans le ventricule droit, il trouvera un obstacle
dans les valvules sigmoïdes, et les valvules tricuspides
l'empêcheront de revenir du ventricule droit dans la
veine cave. C'est donc grâce à la circulation qu'on peut
diminuer le sang des poumons, en saignant les veines
du bras ou du pied. Et ainsi se trouve renversée l'opinion de Fernel, que dans les affections pulmonaires il
faut saigner au bras droit plutôt qu'au bras gauche. En
effet, le sang du poumon ne peut revenir dans la veine
cave que s'il brise les deux barrières et les deux obstacles qu'il rencontre dans le cœur. »

Et il ajoute au même endroit (liv. III, chap. vi) que si
l'on admet la circulation du sang, et le passage du sang
à travers les poumons, et non à travers la cloison médiane
du cœur, il faut reconnaître une double circulation.
L'une est entre le cœur et les poumons ; le sang sort du
ventricule droit du cœur, traverse les poumons pour
revenir au ventricule gauche du cœur ; en un mot il
sort de cet organe pour y retourner ; l'autre circulation,
plus longue, s'étend du ventricule gauche du cœur à

tout le corps ; le sang lancé par les artères revient par les veines au ventricule droit du cœur.

Ce savant pouvait ajouter qu'il y a une troisième circulation, très courte, allant du ventricule gauche au ventricule droit, et comprenant le sang des artères et des veines coronaires, dont les branches se distribuent dans la substance même, les parois et la cloison du cœur.

Quand on admet la première circulation, dit-il, on ne peut rejeter la seconde ; il aurait pu ajouter : il faut accepter la troisième. En effet, pourquoi les artères coronaires pourraient-elles battre dans le cœur, sinon pour y envoyer le sang qu'elles contiennent? Pourquoi y aurait-il des veines, dont les fonctions et les usages sont de recevoir le sang que les artères y ont envoyé, sinon pour ramener le sang du cœur? Ajoutons que j'ai souvent trouvé à l'orifice de la veine coronaire une valvule (et le savant Riolan reconnaît ce fait, liv. III, chap. ix) qui empêche le retour du sang en arrière et s'abaisse pour le laisser sortir de la veine. On ne peut donc pas se refuser à admettre une troisième circulation, quand on en a reconnu deux autres, en admettant que le sang circule dans les poumons et le cerveau. En effet, on ne peut nier que, dans toutes les parties de chaque région, le sang soit également poussé par les pulsations du cœur, pour sortir par les veines; en un mot, toutes les parties du corps sont soumises à la circulation.

Les paroles mêmes du savant Riolan montrent donc clairement quelle est son opinion sur la circulation du sang dans tout le corps, dans les poumons et dans tous les autres organes. En effet, celui qui admet la première circulation ne peut évidemment pas rejeter les autres. Comment se pourrait-il qu'en reconnaissant la circula-

tion pour les gros vaisseaux circulatoires, on se refuse
à l'admettre pour les ramifications de la troisième région, et qu'on ne veuille pas considérer la circulation
comme universelle? Comme si les veines et les gros
vaisseaux qu'il nomme circulatoires ne se trouvaient
pas dans la seconde région du corps et n'étaient pas
compris dans cette région par lui-même et par tous les
anatomistes! Se peut-il qu'il y ait une circulation générale, qui ne comprenne pas toutes les parties du corps?
Aussi Riolan, aux endroits où il combat la circulation,
est-il hésitant et timide dans ses négations tout à fait
gratuites. Partout où il défend la circulation, c'est avec
hardiesse et par de solides raisons, comme il convient à
un philosophe. De plus, comme un médecin expérimenté
et un honnête homme qu'il est, il conseille la saignée,
dans les maladies pulmonaires les plus dangereuses,
comme un remède héroïque, contrairement à l'avis de
Galien et de son cher maître Fernel.

Si un homme si savant et si chrétien avait eu des
doutes à ce sujet, il n'aurait pas voulu faire des expériences, en exposant la vie de ses semblables, ni s'é-
carter, sans motif suffisant, de Galien et de Fernel qui a
près de lui une si grande autorité. C'est pourquoi s'il a
nié la circulation dans la mésentère ou dans d'autres
organes, soit pour conserver les veines lactées, soit par
respect pour la vieille médecine, soit par d'autres considérations, c'est surtout par respect humain et par ti-
midité.

Je pense donc qu'il est bien clair, d'après les paroles
mêmes et les raisonnements de cet homme illustre, que
la circulation est générale, que le sang se meut partout et revient au cœur par les veines. Puisque Riolan
pense comme moi, il n'est pas besoin et même il est

superflu de redire les raisons qui confirment cette vérité, et que j'ai exposées dans mon livre sur le mouvement du sang, raisons que j'ai trouvées dans la structure
des vaisseaux, la disposition des valvules, d'autres observations et expériences, d'autant plus que je n'ai pas encore vu le traité du savant Riolan sur la circulation du
sang, et que je ne trouve d'autres arguments que de
simples négations par lesquelles il nie, dans la plupart
des parties, des régions et des vaisseaux, la circulation
qu'il reconnaît cependant comme universelle.

C'est ainsi que, par une sorte de subterfuge, il a appuyé l'opinion de Galien, opinion confirmée par des
expériences de chaque jour, sur l'anastomose des vaisseaux. Mais un anatomiste si considérable, si savant, si
zélé et si habile, aurait dû, avant de rejeter les anastomoses déjà bien connues, démontrer et rendre évidentes les anastomoses des grandes artères avec les
grandes veines, et trouver que leur calibre est proportionnel, aussi bien au torrent de sang qui se précipite en
si grande abondance, qu'aux orifices des petites branches,
auxquelles il refuse la circulation. Il aurait dû les démontrer, déclarer où elles sont et comment elles sont
faites, comme par exemple nous voyons l'insertion des
uretères à la vessie, si elles sont propres à transporter le
sang dans les veines au lieu de ramener le sang au
cœur et de servir à quelque autre usage. Mais, et c'est
peut-être beaucoup d'audace, je dis que ni Galien, ni
aucune expérience n'ont pu démontrer les anastomoses,
de manière à nous les faire voir, ou nous les faire
toucher.

J'ai cherché avec tout le soin possible, en y consa-
crant toutes mes veilles et tout mon travail, à voir ces
anastomoses. Jamais je n'ai pu trouver deux vaisseaux,

c'est-à-dire une artère et une veine s'unissant par leurs
orifices. Je voudrais bien que ceux qui sont asservis à
Galien au point d'oser jurer par lui pussent me les montrer. Ni dans le foie, ni dans la rate, ni dans les poumons, ni dans les reins, ni dans aucun viscère, il n'existe
une semblable anastomose. Même quand les viscères
sont cuits, au point que tout leur tissu est devenu friable
et se réduit en poussière, j'ai pu détacher avec une
aiguille tous les vaisseaux, et d'une manière évidente
voir toutes les divisions fibrillaires et capillaires de ces
vaisseaux. J'ose donc affirmer hardiment qu'il n'y a d'a-
nastomoses, ni entre la veine porte et la veine cave,
ni entre les veines et les artères, ni entre les capillaires
cholédoques (conduits biliaires) et les veines hépatiques
qui se répandent dans tout le tissu du foie. Seulement
on peut observer sur un foie frais que toutes les ramifications de la veine cave qui pénètrent dans la convexité
du foie ont des parois criblées d'une infinité de petites
ouvertures, lesquelles sont destinées à recevoir le sang
qui y tombe comme dans une sentine. Les branches de
la veine porte n'ont pas la même disposition ; elles se
divisent en rameaux, une partie se distribue à la portion
inférieure, l'autre à la portion supérieure du foie : ils
arrivent ainsi jusqu'au bord externe de ce viscère, sans
anastomoses.

Néanmoins je trouve trois endroits où se font des
anastomoses. Les artères soporales, qui rampent à la base
du cerveau, donnent naissance à une grande quantité
de fibres enchevêtrées qui forment le plexus choroïde, et
traversant les ventricules se rendent ensemble au troisième sinus qui remplit les fonctions d'une veine. Dans
les vaisseaux spermatiques, vulgairement préparates, les
artères nées de la grande artère adhèrent aux veines

dites préparates qu'elles accompagnent, et sont finalement reçues dans leurs parois : elles se terminent à la
partie supérieure des testicules, au corps coniforme
(épididyme), en formant le corps qu'on nomme vari-
queux et pampiniforme dont on ne peut dire s'il est
formé par les artères, ou les veines, ou leurs terminaisons mutuelles. Il en est de même pour les artères qui
accompagnent la veine ombilicale ; leurs dernières ramifications se perdent dans les parois de cette veine.

Pourquoi donc se demander si, par ces cavités
béantes, les rameaux de la grande artère sont distendus
par l'impulsion du sang et remplies par le flot de cet
immense torrent ? La nature ne leur aurait pas refusé des
voies ouvertes, bien visibles, telles que des sinus ou des
cavités, si elle avait voulu y faire passer tout le flot du
sang et priver les petits vaisseaux et les tissus du bénéfice de l'afflux du sang.

Enfin, je me contenterai de rappeler une seule expérience qui me paraît suffisante pour démontrer les anastomoses et leurs usages, s'il y en a, et pour détruire
l'idée que le sang passe ainsi des veines dans les artères.
J'ouvre la poitrine d'un animal quelconque, et je lie la
veine cave près du cœur, de manière que rien ne puisse
passer dans le cœur. Je coupe rapidement les artères
jugulaires de chaque côté, sans toucher aux veines.
On voit alors que les artères se vident par la blessure,
mais que les veines restent pleines. Donc il est évident
que le sang ne va des veines jugulaires dans les artères
jugulaires qu'en passant par les ventricules du cœur.
Et, si nous n'avions lié la veine cave, nous pourrions
voir les veines se vider en très peu de temps, comme les
artères, ainsi que l'a observé Galien, par l'écoulement du
sang des artères jugulaires.

Quant au reste, Riolan, je me félicite et je te félicite aussi. Je me félicite de ton opinion favorable à la circulation : je te félicite du livre savant, ingénieux, curieux, souverainement élégant, que tu m'as envoyé et dont je te remercie. Je dois et je désire te rendre les éloges que tu mérites ; mais je ne suis pas à la hauteur d'une telle tâche, et je sais que le nom de Riolan donnera plus de gloire à l'*Enchiridion*, que mes louanges, quelque grandes qu'elles soient. Ton livre sera célèbre, vivra éternellement et racontera ta gloire à nos descendants, plus impérissable que le marbre. Tu as su parfaitement unir l'anatomie à la pathologie, et tu as enrichi l'ostéologie de faits nouveaux et très utiles. Courage donc, homme éminent, et ne m'oublie pas, moi qui te souhaite une vieillesse prospère, et qui désire que tous tes beaux écrits racontent sans cesse ta gloire.

SECONDE DISSERTATION

OU L'AUTEUR RÉFUTE BEAUCOUP D'OBJECTIONS FAITES
A LA CIRCULATION DU SANG.

Il y a déjà bien des années, savant Riolan, que j'ai
publié la première partie de mon travail. Et depuis que
la circulation du sang a paru, il n'y a presque pas eu
de jour, il n'y a presque pas eu de moment où je n'aie
entendu parler soit en bien soit en mal de cette circulation
que j'ai découverte. Les uns regardent mon ouvrage
comme un enfant tout jeune qu'il faut accabler d'injures, étant indigne de voir le jour. Les autres croyant
qu'il faut le nourrir et l'élever sont favorables et bien-
veillants pour mes œuvres. Les uns m'accablent de leur
haine, les autres me couvrent d'applaudissements ; les uns
disent que j'ai complètement démontré la circulation du
sang contre les arguments de toutes sortes par mes expériences, mes observations, mes dissections ; les autres
croient que je n'ai pas élucidé la question et que je ne
l'ai pas assez défendue contre mes adversaires. Il y en a
qui me reprochent d'avoir affecté une vaine gloriole de
vivisections, d'avoir mis en scène des grenouilles, des
serpents, des mouches et d'autres vils animaux, et m'ac-
cusant alors d'une légèreté puérile, ils me couvrent d'injures. Pour moi, je trouve que répondre à des injures

par des injures est une action indigne d'un philosophe qui cherche la vérité, et qu'il vaut mieux confondre ces méchants par la lumière de l'observation et de la vérité.

On ne peut empêcher les chiens d'aboyer ou vomir leur crapule. Parmi les philosophes, il doit y avoir des cyniques : mais on doit se mettre en garde contre leurs morsures et empêcher que leur rage malsaine et leurs dents venimeuses ne détruisent les fondements de la vérité.

Tous ces contempteurs, ces pitres dont les écrits sordides pullulent d'outrages, je ne les ai jamais lus, car on ne peut rien trouver de solide dans leurs écrits, que des injures, et naturellement je ne crois pas nécessaire de leur répondre : je les abandonne à leur mauvais génie; ils ne rencontreront pas de lecteurs, car Dieu qui est juste ne fait pas aux méchants le don précieux et incomparable de la sagesse. Qu'ils continuent leurs injures jusqu'à ce que, sinon la honte, au moins la lassitude les prenne.

Si vous voulez, comme Héraclite cité par Aristote, procéder à l'étude des animaux inférieurs, entrez dans la boutique d'un boulanger : car les dieux immortels y sont aussi présents; et le Créateur est grand surtout dans les petites choses et se révèle le mieux dans les œuvres les plus infimes.

Dans mon livre qui traite des mouvements du cœur et du sang chez les animaux, je n'ai rapporté, parmi toutes les observations que j'avais faites, que celles qui pouvaient renverser l'erreur et établir la vérité et j'ai abandonné comme inutiles bien des faits que mes dissections m'avaient révélés. Aujourd'hui, je vais exposer ces faits en peu de mots, puisqu'il y a des savants qui s'intéressent à ces recherches et qui m'en demandent le détail.

La grande autorité de Galien est si puissante aux yeux de tous que je vois beaucoup de gens hésiter au sujet d'une de ses expériences. Il lie une artère sur un tube creux introduit dans la cavité de ce vaisseau, afin de démontrer que le pouls artériel vient d'une puissance transmise par le cœur aux tuniques artérielles, et non du flot de sang lancé dans la cavité de l'artère : par conséquent, dit-il, les artères se dilatent comme des soufflets, non comme des outres.

Cette expérience est rapportée par Vésale, très habile anatomiste ; mais ni Galien, ni Vésale ne disent avoir fait l'expérience comme je l'ai faite moi-même. Vésale l'indique seulement et Galien la conseille à ceux qui recherchent la vérité, afin de confirmer leur théorie par une certitude, sans songer à la difficulté de l'expérience et à son inutilité si elle réussit. En effet, quelle que soit l'habileté qu'on y emploie, cette expérience ne peut pas confirmer l'opinion que les tuniques artérielles sont la cause du pouls ; au contraire elles montrent bien que le pouls est produit par l'impulsion du sang. En effet, liez une artère avec un fil au-dessus d'une tige creuse, l'artère se dilatera aussitôt au-dessus de la ligature, grâce à l'impulsion du sang qui s'accumule au-dessus du rebord de la tige, ce qui diminue le jet de sang et brise son impulsion. Aussi la portion de l'artère placée au-dessous de la ligature a de très faibles battements, n'ayant plus le jet impétueux du sang, qui est venu plus haut se briser contre la ligature. Si l'artère a été coupée au-dessous de la ligature, on verra que le sang qui a traversé le tube lance un jet qui n'est rien moins qu'impétueux.

Il en est souvent de même, ainsi que je l'ai noté dans mon livre sur la circulation du sang, pour les ané-

vrysmes, provenant de la lésion des tuniques d'une artère. Le sang est contenu dans des membranes et ces
membranes ne sont pas les tuniques artérielles dilatées ;
mais les tissus environnants ont fait une cavité artificielle contenant du sang. Au-dessous de cet anévrysme,
les artères ont de très faibles battements, tandis que plus
haut et surtout dans l'anévrysme lui-même, les battements sont très accusés et très forts. Dans ce cas, nous
ne pouvons pas supposer que les battements et les dila-
tations résultent d'une faculté communiquée aux tuniques artérielles ou à la poche anévrysmale : ils résultent nécessairement de l'impulsion du sang.

Mais pour rendre plus évidentes l'erreur et l'inexpérience de Vésale et de ceux qui affirment que la portion
placée au-dessous de la tige creuse cesse de battre
quand on l'a liée sur un fil ; je dis, ayant fait moi-même
l'expérience, que cette portion de l'artère continuera à
battre, si on opère bien. Même quand on ôtera le fil, au
moment où, selon ces auteurs, l'artère recommencerait
ses pulsations au-dessous de la ligature, je dis qu'elle
battra moins bien quand le fil est enlevé que quand il
est serré.

Toutefois le sang qui sort de la plaie trouble tout en
jaillissant, et rend inutile et vaine cette expérience, en
sorte que l'on ne peut rien démontrer de certain. Mais,
comme je m'en suis assuré moi-même, si on met l'artère
à nu, et si l'on tient le doigt appliqué à la partie coupée,
on pourra faire beaucoup d'expériences pour se rendre
un compte exact de ce qui se passe. D'abord on sentira, à chaque pulsation, l'impulsion du sang qui arrive
dans l'artère et on verra l'artère se dilater par cette impulsion. On pourra ensuite, si l'on veut laisser jaillir le
sang, laisser libre l'orifice du vaisseau : à chaque pulsa-

tion le sang jaillit. Comme nous l'avons vu, en coupant
une artère ou en perforant le cœur, ceux qui examinent
avec soin verront que le sang est lancé dans l'artère par
chacune des contractions du cœur, et dilate l'artère.

Laissez le sang s'écouler sans interruption, soit par
le conduit que nous avons mis dans l'artère, soit par
l'orifice de l'artère ouverte, vous retrouverez dans ce
jet de sang aussi bien par la vue que par le toucher, si
vous y mettez la main, tous les battements du cœur,
leur rythme, leur force, leurs intermittences, absolument comme si on mettait la main au-devant d'un tuyau
lançant de l'eau. De même qu'on distinguerait les différences de la force avec laquelle l'eau est lancée, de
même on peut sentir les degrés de force du sang qui
jaillit. Quelquefois il a une telle puissance, ainsi que je
l'ai vu en ouvrant une fois l'artère jugulaire, qu'en le
recevant sur la main, il a été rejeté et repoussé en arrière à une distance de quatre à cinq pieds.

Pour rendre plus clair ce qui peut paraître encore douteux, à savoir que la force d'impulsion du
sang vient du cœur et non des tuniques artérielles, j'ai
vu, sur le cadavre d'un homme de haute naissance,
une portion de l'aorte descendante, avec les deux artères
crurales, convertie en un os creux ayant une palme de
longueur. Pendant la vie, le sang artériel descendait par
ce canal jusqu'aux pieds, et on sentait battre les artères
inférieures. Cependant l'artère était absolument comme
si elle avait été au-dessus d'une tige creuse, selon l'expression de Galien, et elle ne pouvait ni se dilater, ni
se rétrécir comme un soufflet, ni transmettre du cœur la
force pulsatile aux artères placées au-dessous, la rigi-
dité osseuse leur ayant enlevé cette puissance pulsatile.
Néanmoins je me souviens parfaitement que j'ai observé

chez cet homme, lorsqu'il vivait, le mouvement du pouls
dans ses jambes et dans ses pieds au-dessous de l'ossifi-
cation artérielle, car je lui faisais, comme médecin, de
fréquentes visites, et j'étais son ami intime. Donc, chez
cet homme illustre, les artères des membres inférieurs
se dilataient par l'impulsion du sang comme des outres,
et non par la dilatation des tuniques artérielles, comme
des soufflets. Le même obstacle devrait s'opposer à cette
faculté pulsatile, soit que les tuniques artérielles aient
été transformées en une tige osseuse, soit qu'on ait
placé à leur partie supérieure une tige osseuse. Dans
l'un et l'autre cas, les artères placées au-dessous devraient
cesser de battre.

Chez un autre individu d'une haute naissance et
d'une grande force musculaire, je sais qu'une partie de
la grande artère aorte près du cœur était convertie en
un os circulaire. Ainsi l'expérience de Galien, ou du
moins une disposition analogue due au hasard, et non
instituée par l'expérimentation, nous démontre que le
pouls des artères n'est pas empêché par la compression
ou la ligature des tuniques artérielles, et que les artères
qui sont au-dessous continuent à battre. Et si, selon la
recommandation de Galien, on veut faire cette expérience, on verra que Vésale avait tort de la regarder
comme confirmative de l'opinion de Galien.

Nous ne refusons pas pour cela tout mouvement aux
tuniques artérielles, mais nous disons d'elles ce que
nous avons dit du cœur; que ni leur contraction, ni
leur systole, ni leur retour à l'état naturel, après la
distension, ne sont dus aux tuniques artérielles mêmes.
Et notons qu'elles ne sont pas dilatées et resserrées par
les mêmes causes, mais par des causes et des agents
distincts, ainsi qu'on peut le voir dans le mouvement

de toutes les parties et dans le cœur lui-même, qui, distendu par le sang que lance l'oreillette, se contracte par sa propre puissance. De même les artères distendues par le sang que lance le cœur reviennent sur elles-mêmes par leur propre puissance.

Vous pourrez en même temps faire une autre expérience. Si vous remplissez deux vases de même dimension, l'un de sang artériel jaillissant, l'autre de sang veineux extrait de la veine du même animal, vous pourrez vous rendre compte, lorsque tous les deux se seront refroidis et coagulés, qu'il n'existe pas de différence entre eux. Cependant il est des gens qui croient qu'il y a dans les artères un autre sang que dans les veines, que le sang artériel est plus bouillant et, je ne sais comment, agité par des esprits abondants et tumultueux, et remplissant un plus grand espace comme le lait ou le miel bouillonnent et entrent en effervescence lorqu'on les met sur le feu.

Si le sang, lancé dans les artères par le ventricule gauche du cœur, était en bouillonnement et en effervescence, de sorte qu'une ou deux gouttes de sang suffiraient à remplir toute la cavité de l'aorte, il devrait, lorsque toute cette fermentation aurait cessé, se réduire à quelques gouttes (c'est ce qu'on allègue quelquefois pour expliquer comment les artères sont vides de sang après la mort), et nous verrions le même fait se produire dans le vase plein de sang artériel. C'est en effet ce que nous voyons quand le lait ou le miel chauffés se refroidissent. Mais si, dans les deux vases, le sang garde la même couleur, si le caillot a à peu près la même consistance et exprime de la même manière son sérum, s'il occupe le même espace à chaud qu'à froid, je pense que tout le monde trouvera là des raisons suffisantes pour rejeter

les rêves de ces auteurs, et pour penser que le sang du
ventricule droit et le sang du ventricule gauche du cœur
sont semblables (comme nos sens et le raisonnement le
démontrent). Ou bien il faudrait affirmer que l'artère
pulmonaire est dilatée par quelques gouttes de sang
spumeux, et que le sang est aussi tumultueux et effer-
vescent dans le ventricule droit que dans le ventricule
gauche, puisque celui qui entre dans l'artère pulmonaire et celui qui sort de l'aorte ont la même apparence
et occupent le même volume.

Il y a trois principales raisons pour admettre cette
opinion de la diversité du sang : 1° en ouvrant les
artères, on voit s'écouler un sang plus vermeil ; 2° dans
les dissections de cadavres, on trouve le ventricule gauche
du cœur et toutes les artères complètement vides ; 3° on
regarde le sang artériel comme plus animé et plus
rempli d'esprits : on pense donc qu'il occupe beaucoup
plus d'espace. Un examen attentif montre les causes et
les raisons de tous ces faits.

D'abord, pour ce qui concerne la couleur, toutes les
fois que le sang sort par une étroite ouverture, il est
comme filtré et plus ténu ; et c'est la partie la plus
légère, celle qui surnage et qui est plus subtile, qui sort
de la plaie. Ainsi, dans la phlébotomie, le sang qui jaillit
au loin, par un large orifice, en abondance et avec
force, est plus épais, plus dense et plus foncé. Mais, s'il
s'écoule au contraire goutte à goutte, par une ouverture
mince et étroite, comme lorsqu'il sort des veines quand
la bande de compression est enlevée, il est vermeil et
comme filtré ; c'est la partie subtile et ténue qui sort
seule, comme dans les hémorrhagies nasales, ou lorsqu'on l'extrait par des sangsues, des ventouses, ou lorsqu'il sort par diapédèse. C'est que l'épaisseur et la con-

sistance des tuniques artérielles augmentent, et l'ouverture devient plus étroite et plus difficile, pour le sang qui cherche à trouver une issue. Le même fait arrive chez les gens obèses. La graisse qui est sous la peau comprimant l'orifice de la veine, le sang paraît plus ténu, plus vermeil et presque artériel. Si, au contraire, on ouvre largement une artère, le sang reçu dans un vase aura l'apparence du sang veineux. Le sang des poumons semble bien plus vermeil lorsqu'on l'en exprime que celui qu'on trouve dans les artères.

Si les artères sont vides sur le cadavre (ce qui a peut-être induit en erreur Érasistrate qui pensait que les artères ne contenaient que des esprits aériens), c'est que, lorsque les poumons cessent de se mouvoir et ferment leurs pores, la respiration s'arrête ; et alors le sang ne peut plus circuler librement à travers leur tissu, tandis que le cœur continue pendant ce temps à lancer le sang dans les artères. Aussi l'oreillette, le ventricule gauche et toutes les artères se vident et, n'étant plus remplies par l'abord continuel du sang, en restent privées. Mais, si le cœur cesse de battre en même temps que les poumons cessent d'être perméables au sang, comme chez les noyés et ceux qui meurent subitement de syncope, on trouve les artères et les veines également remplies de sang.

En troisième lieu, pour ce qui concerne les esprits, leur nature, leur corps, leur consistance, leur union ou leur séparation avec le sang et les parties solides, il y a tant d'opinions, et elles sont si variées, qu'il ne faut pas s'étonner que, par un subterfuge de commune ignorance, on explique tout par les esprits dont on ne connaît nullement la nature. En effet les ignorants, lorsqu'ils ne savent pas expliquer un phénomène, disent aussitôt

qu'il est produit par les esprits et introduisent partout
les esprits comme agents universels. Ils font comme les
mauvais poètes qui, pour le dénouement et la catas-
trophe finale de leurs pièces, font venir en scène le *Deus
ex machinâ*.

Fernel avec d'autres auteurs suppose des esprits aériens et des substances invisibles. Il prouve que les esprits animaux, qu'Érasistrate admet dans les artères,
existent dans le cerveau, car il y a des espaces cellulaires
dans le cerveau qui pendant la vie doivent être remplis par les esprits, puisque le vide n'existe pas. Cependant toute l'école des médecins établit qu'il existe trois
espèces d'esprits, naturels pour les veines, vitaux pour
les artères, animaux pour les nerfs ; d'où les médecins
admettent avec Galien que tantôt les parties du cerveau
qu ne peuvent agir seules agissent simultanément avec
l'essence, c'est-à-dire l'esprit, tantôt hors de l'essence.
Bien plus, ils semblent, outre l'action de ces trois ordres
d'esprits, en admettre d'autres qui viennent ajouter
leur action. Quant à nous, malgré nos dissections et nos
observations, nous n'avons rencontré ces esprits ni dans
les veines, ni dans les artères, ni dans aucune autre
partie. Les uns disent que ces esprits sont corporels, les
autres non corporels. Les premiers soutiennent tantôt
que le sang ou les parties les plus subtiles du sang sont
une partie de l'âme, tantôt qu'elles sont contenues dans le
sang, comme la flamme dans la lumière, et qu'elles vivent
par l'agitation continuelle du sang, tantôt qu'elles en sont
bien distinctes. Les autres affirment que les esprits n'ont
pas de siège spécial ; mais, partout où il y a action, ils
voient des esprits, digestifs, chylificateurs, procréateurs :
en un mot, il y a pour eux autant d'esprits que de fonctions et d'organes.

Les scoliastes énumèrent les esprits de courage, de
prudence, de patience et de toutes les vertus et l'esprit suprême de la sagesse ; ils disent que tout est un
don divin, et ils inclinent à croire qu'il y a de bons
et de mauvais esprits qui agitent le corps, qui tantôt
le possèdent et tantôt l'abandonnent, errant de toutes
parts. Selon eux, les maladies comme la cacochymie
sont produites par des démons malfaisants. En somme,
il n'y a rien de plus incertain ni de plus obscur que les
opinions reçues sur les esprits. Cependant, avec Hippocrate qui a voulu que notre corps fût composé de trois
parties, celles qui contiennent, celles qui sont contenues et celles qui donnent le mouvement, tous les
médecins appellent esprit ce qui donne le mouvement.
Et s'il faut entendre par esprit ce qui donne le mouvement, tout ce qui, dans les êtres vivants, a la force d'impulsion, doit être appelé esprit. Aussi tous les esprits ne
sont-ils pas des êtres éthérés, ou des puissances, ou des
modalités, ou des manières d'êtres, ou des substances
incorporelles.

Mais, pour ce qui se rapporte principalement à notre
dessein, laissons de côté toutes les significations vaines.
Les esprits qui se répandent dans les artères et dans les
veines ne se distinguent pas du sang plus que la flamme
ne se distingue de l'éclat brûlant qui l'entoure. Le sang
et les esprits du sang signifient la même chose, comme
le vin généreux et ses esprits ; car le vin n'est plus du
vin quand il a perdu ses esprits, mais du liquide ou du
vinaigre : de même le sang sans esprits n'est plus du
sang, mais, si vous voulez, du *cruor*. Comme une main
de pierre ou de cadavre n'est plus une main, de même
le sang sans esprits n'est plus du sang ; mais il est altéré
et corrompu dès qu'il a perdu ses esprits. Ainsi les es-

prits qui se trouvent principalement dans les artères et
le sang artériel peuvent être regardés comme la puissance qui fait agir le sang, comme l'esprit-de-vin et
l'eau-de-vie dans le vin. On peut dire encore qu'il vit
en se nourrissant de sa propre substance, comme la
flamme vit de l'esprit-de-vin qui brûle.

Donc le sang, même lorsqu'il est le plus animé par
les esprits, ne se gonfle pas, ne fermente pas et ne bouil-
lonne pas, de manière à occuper un grand espace (ainsi
que le montre clairement l'expérience faite en le mesurant dans des vases); mais il est comme le vin : il a, grâce
aux esprits, une plus grande puissance : il peut agir et
se mouvoir. Voilà comment il faut comprendre l'opinion
d'Hippocrate.

Ainsi le sang des artères est le même que celui des
veines, quoique plus animé par les esprits et doué d'une
force vitale plus grande; mais ne dites pas qu'il se con-
vertit en une substance éthérée et qu'il devient plus
volatil, comme s'il n'y avait que des esprits éthérés et
que les corps gazeux seuls pouvaient donner le mouvement. Les esprits, animaux, naturels, vitaux, qui animent
les parties solides, à savoir les ligaments et les nerfs de
toute espèce, et qui sont contenus dans les replis les
plus cachés du corps humain, ne doivent pas être regardés comme des esprits éthérés et des vapeurs de
diverses formes.

Quant à ceux qui reconnaissent que les esprits des
êtres vivants sont corporels ou d'une consistance éthérée,
vaporeuse ou semblable à la flamme, croient-ils que les
esprits peuvent aller çà et là et errer comme des êtres distincts sans accompagner le sang? L'accompagnent-ils dans
ses mouvements? Sont-ils liés intimement à lui? Peuvent-
ils abandonner le sang et vivre indépendants de lui?

Si les esprits sont exhalés du sang, comme les vapeurs se dégagent de l'eau chaude, continuellement et sans cesse, il faut nécessairement qu'ils soient nourris par le sang et qu'ils ne restent pas éloignés de ce qui les nourrit. Émanant sans cesse de lui, ils ne peuvent affluer ou refluer, passer ou rester en un endroit, sans que le sang, en même temps qu'eux, afflue, reflue ou passe, soit qu'il leur soit soumis, soit qu'il les transporte, soit qu'il les nourrisse.

Ceux qui enseignent que les esprits se font dans le cœur, qu'ils sont des exhalations et des vapeurs sanguines qui, mises en mouvement par la chaleur et les contractions du cœur se mélangent à l'air inspiré, pensent-ils, je voudrais le savoir, que ces esprits sont beaucoup plus froids que le sang? En effet, les deux parties : la vapeur et l'air qui le composent sont plus froides, car la vapeur de l'eau bouillante est bien mieux supportée que l'eau bouillante elle-même. La flamme brûle moins que le charbon, et le charbon de bois moins que le fer ou l'airain incandescent.

Ainsi les esprits reçoivent leur chaleur du sang plutôt que le sang ne reçoit la chaleur des esprits. Ce sont bien plutôt des fumées et les effluves excrémentielles du sang et du corps (les odeurs, par exemple) que des agents naturels. Et surtout ils perdent si vite leur puissance (s'ils en ont reçu une du sang, qui est leur origine), qu'ils sont en vérité bien fragiles et prompts à disparaître.

Il est aussi probable que l'expiration des poumons sert à ventiler et à purifier le sang par le dégagement de ces vapeurs. L'inspiration fait que le sang, en allant d'un ventricule du cœur à l'autre, est tempéré par le froid qui l'entoure ; car, s'il était brûlant et s'il se gon-

flait et bouillonnait par une effervescence semblable à
celle du miel et du lait, il dilaterait le poumon au point
de suffoquer l'animal, ainsi que nous l'avons vu dans
l'asthme grave et ainsi que l'explique Galien lorsqu'il
y a obstruction des petites artères, c'est-à-dire des capillaires veineux et artériels. D'après mon expérience, lorsqu'on a reconnu une suffocation asthmatique, en faisant
poser des ventouses et en aspergeant subitement la poitrine d'eau glacée, on peut soulager beaucoup de malades. Peut-être en est-ce assez et même trop ici sur les
esprits. Pour les définir et montrer leur nature et leurs
attributs, il faudrait tout un traité physiologique. Je n'a-
jouterai que ceci.

Ceux qui admettent la chaleur innée comme instrument général et universel de la nature et ceux qui pro-
fessent la nécessité d'une chaleur répandue dans le
corps pour réchauffer toutes les parties et leur conserver la vie trouvent, et non sans raison, que les substances corporelles ne sont pas assez mobiles pour expliquer la rapidité du cours du sang, surtout dans les
émotions de l'âme. Aussi, pour les mouvements de cette
chaleur, font-ils intervenir les esprits comme des corps
très subtils et essentiellement pénétrants et mobiles. Ils
admettent que les admirables et divins phénomènes
naturels proviennent de cette cause universelle, la chaleur innée. Ils regardent les esprits comme lucides,
éthérés, d'une nature céleste, divine, comme les chaînes
de l'âme, ainsi que la foule ignorante qui, ne comprenant pas les raisons des faits, regarde les dieux comme
leur cause immédiate.

C'est pourquoi ils prétendent que c'est la chaleur
naturelle qui se répand dans chaque partie du corps en
passant par les artères, comme si le sang ne pouvait

pas se mouvoir aussi rapidement, être aussi pénétrant et réchauffer autant qu'eux; et cette croyance les a menés à nier qu'il y a du sang dans les artères.

Et ils tâchent, en s'appuyant sur les arguments les plus insignifiants, d'établir que le sang des artères est tout à fait différent du sang, ou que les artères sont remplies par des esprits aériens et non par du sang, malgré toutes les expériences et les raisons que Galien a opposées à Érasistrate.

Mais l'expérience précédente a suffisamment démontré que le sang artériel n'est pas aussi différent du sang veineux, et que, dans le cours du sang, les esprits ne s'en séparent pas, mais qu'ils font corps avec le sang et circulent avec lui dans les artères, comme nos sens peuvent nous le démontrer.

Toutes les fois que les extrémités des mains, des pieds et des oreilles, après avoir été rigides et froides, reprennent de nouveau leur chaleur, on peut observer que la couleur et la chaleur reviennent avec le sang; que les veines, auparavant resserrées et oblitérées, se gonflent manifestement : en même temps que la chaleur revient, ces parties deviennent douloureuses : d'où on peut conclure que ce qui leur amène la chaleur est aussi ce qui les remplit et les colore. Or ce ne peut être que le sang, ainsi que nous l'avons précédemment démontré.

Si l'on coupe une artère un peu considérable et la veine qui l'accompagne, on peut bien voir que la partie de la veine qui est voisine du cœur ne donne pas de sang, tandis que par l'autre partie il s'écoule beaucoup de sang, et du sang seulement (comme je l'ai démontré plus haut en rapportant des expériences faites sur les artères jugulaires). Au contraire, pour l'artère, il s'é-

coule peu de sang de la partie périphérique, tandis
que de l'autre côté, comme d'un siphon, jaillit un jet
impétueux de sang pur.

Cette expérience montre d'où vient et où va le sang
quand il circule dans les parties. Nous voyons en outre
qu'il s'écoule avec rapidité, qu'il est animé d'un mouvement impétueux et qu'il ne coule pas lentement et
goutte à goutte. Qu'on n'aille pas chercher un subterfuge en disant que les esprits sont invisibles. Mettons
l'orifice du vaisseau dans de l'eau ou dans de l'huile :
s'il y avait de l'air, on le verrait monter sous forme de
bulles. En effet les mouches, les guêpes et les insectes
analogues, plongés et étouffés dans l'huile, émettent en
mourant des bulles d'air de leur queue, et il est probable
qu'ils respirent par là pendant leur vie.

Tous les animaux plongés et étouffés dans l'eau après
y être restés quelque temps rendent, en mourant, des
bulles d'air par la bouche et les poumons.

La même expérience montre que, dans les veines, les
valvules sont exactement fermées, en sorte que l'air ne
peut aller au delà, et le sang bien moins encore. Il est
donc évident que le sang ne peut revenir du cœur par
les veines, ni en abondance, ni peu à peu et goutte à
goutte.

Qu'on n'aille point chercher un argument en disant
que, dans ces expériences, la nature est troublée et
qu'on agit en dehors des lois naturelles, tandis que les
effets seraient différents si le corps était livré à lui-
même : en effet, quand l'organisme se trouve malade et
dans un état anormal, on voit se passer les mêmes phénomènes qu'à l'état de santé. On ne peut donc ni dire
ni croire que tant de sang s'écoule de la partie périphérique de la veine par un phénomène anormal et une

exception aux lois de la nature ; car la dissection n'empêche en rien le sang de sortir ou d'être exprimé du bout
central de la veine ; et il importe peu que la nature
soit troublée ou non.

Pareillement d'autres auteurs prétendent que si, lorsqu'une artère est coupée près du cœur, le sang jaillit
aussitôt avec force à chaque pulsation, ce n'est pas une
raison pour que, le cœur étant intact et l'artère aussi, le
sang jaillisse à chaque pulsation. Cependant il est probable que les mouvements du pouls mettent quelque
chose en mouvement, et qu'il ne peut y avoir mouvement du contenant sans mouvement du contenu. Il y a
des écrivains qui, pour se refuser et échapper à la circulation, ne craignent pas d'affirmer et de proclamer
que les artères sont, sur les animaux qui vivent et qui
sont dans leur état normal, tellement pleines qu'elles ne
peuvent admettre un seul grain de sang en plus et qu'il
en est de même pour les ventricules du cœur. Mais il est
hors de doute, puisque nous avons reconnu aux artères
comme aux ventricules la faculté de se dilater et de se
contracter, qu'elles peuvent recevoir le sang qui y est
poussé, et qu'elles doivent en recevoir beaucoup plus
que quelques grains. En effet, comme nous l'avons vu
dans nos vivisections, si les ventricules sont distendus au
point de ne pouvoir plus recevoir de sang, le cœur cesse
de battre, demeure distendu et gonflé, et amène la mort
par suffocation.

Nous avons suffisamment examiné dans notre ouvrage
sur les mouvements du cœur et du sang comment le sang
est en mouvement, s'il est attiré ou rejeté, ou s'il se
meut par une force innée.

Nous avons suffisamment parlé de l'action, des fonctions, de la dilatation et de la contraction du cœur, et

de la diastole des artères, pour que ceux qui nous contredisent paraissent ou bien ne pas comprendre ce que nous avons dit, ou bien ne pas vouloir se rendre compte par leurs propres yeux de ces phénomènes.

On peut démontrer, je pense, qu'il n'entre dans le corps que des substances alimentaires, qui suppléent successivement aux tissus qui ont dépéri, comme l'huile pour la flamme d'une lampe.

Donc les éléments qui ont la nature de nerfs, de fibres ou de muscles sont les organes qui produisent toutes les attractions et tous les mouvements sensibles; car ce qui est contractile, c'est ce qui en se contractant peut diminuer de longueur, se tendre, ramener ou repousser d'autres parties. Mais nous montrerons ces faits ailleurs avec plus d'abondance et de détails, en traitant des organes moteurs des animaux.

Pour ceux qui rejettent la circulation parce qu'ils n'en voient ni la cause efficiente, ni la cause finale, il reste à démontrer à quoi elle sert : car je n'en ai point encore parlé. On avouera cependant qu'il fallait chercher d'abord si la circulation existe avant de chercher à quoi elle sert.

Examinons donc l'usage et les avantages des vérités qui dérivent de la circulation. On admet en physiologie, en pathologie et en thérapeutique bien des choses dont nous ne connaissons pas les usages, et dont pourtant personne ne doute, comme les fièvres putrides, les révulsions, les purgations. Eh bien, tous ces faits s'expliquent parfaitement par la circulation.

Il y a des auteurs qui attaquent la circulation, parce qu'ils ne peuvent résoudre par là certains problèmes médicaux, ou grouper les conséquences qu'elle entraîne pour la guérison des maladies et l'emploi des médica-

ments, ou parce qu'ils trouvent inexactes les causes in-
diquées par les maîtres, ou parce qu'ils jugent criminel
d'abandonner les opinions reçues et considèrent comme
un sacrilège de douter d'une doctrine admise depuis tant
de siècles, et de mettre en doute l'autorité des anciens.

Eh bien, je leur réponds à tous que les œuvres de la
nature se montrent en toute évidence, et que ni les opinions, ni l'antiquité ne peuvent les entraver; car il n'y
a rien de plus antique que la nature, et personne ne peut
avoir plus d'autorité qu'elle.

A cela ils opposent des problèmes tirés d'observations
médicales qui, selon eux, ne peuvent se résoudre et qui
leur paraissent être contraires à la circulation du sang
et démontrer sa fausseté. Avec la circulation, disent-ils,
la phlébotomie ne peut faire une révulsion, puisque le
sang revient en aussi grande abondance dans la partie
malade. Dans le cœur, le viscère le plus important et
l'organe principal, le passage des humeurs corrompues
et excrémentitielles n'est-il pas à craindre? Dans la diar-
rhée et dans les coliques, ne voit-on pas sortir un sang
détestable et corrompu dans le même corps à des parties différentes, et au même endroit et au même moment? Si le sang était animé d'un mouvement continuel,
tout devrait se confondre et se mêler, en passant par le
cœur. Voici ce que disent, avec bien d'autres choses encore, les médecins qui nient la circulation : car on semble
avoir de la répugnance à l'admettre, et on ne trouve
pas que ce soit suffisant, comme en astronomie, de créer
de nouveaux systèmes. Il faut encore que ces systèmes
puissent donner la raison de tous les phénomènes.

Je ne veux ici répondre qu'une chose. C'est que la
circulation n'est pas identique partout et toujours. Mais
il y a bien des conditions qui déterminent la rapidité ou

la lenteur du cours du sang ; ce sont la force ou la fai-
blesse de l'impulsion du cœur, l'abondance du sang, ses
propriétés, sa nature, sa densité, les obstacles qui l'arrêtent, etc. Le sang, lorsqu'il est épais, passe difficilement
par des ouvertures étroites, et il est mieux filtré en passant dans le tissu du foie que dans celui des poumons.

Le cours du sang n'est pas le même quand il passe
dans les chairs et les parenchymes à texture lâche, ou
dans les parties nerveuses, à consistance épaisse. La
partie la plus ténue, la plus pure, la plus éthérée, passe
rapidement ; au contraire, ce qui est épais, terrestre et
cacochymique, reste plus longtemps et est rejeté. La
partie nutritive qui résulte de la transformation dernière
des aliments est comme la rosée ou la sève des plantes,
et pénètre partout, puisqu'il faut admettre qu'elle nourrit
les cornes, les plumes, les ongles, les poils, et qu'elle ali-
mente toutes les parties proportionnellement à leurs dimensions. C'est pourquoi en certaines parties les excré-
tions se forment et se séparent du sang. Pour moi,
je ne vois pas la nécessité que les excréments ou les
humeurs corrompues, ou les sécrétions comme le lait,
la pituite, le sperme, le chyle ou la lymphe, soient en-
traînées avec le sang ; mais il faut que ce qui les nourrit
soit incorporé au sang pour former une masse homo-
gène. Il faut déterminer et démontrer ces faits et beaucoup d'autres, en leurs lieux et places, c'est-à-dire dans
des traités de physiologie ou des autres sciences médicales, et il ne convient pas de discuter les conséquences,
les inconvénients ou les avantages de la circulation
du sang, avant que la circulation ne soit démontrée et
admise comme véritable.

Ne suivons pas l'exemple de l'astronomie où les apparences et les raisons d'être font connaître les causes,

c'est-à-dire cela même qui devrait être le point de départ des investigations. En effet, si quelqu'un voulant connaître la cause des éclipses se trouvait dans la lune même et pouvait voir de ses propres yeux la cause du phénomène, il ne ferait pas des raisonnements sur les choses qu'il peut connaître à l'aide de ses sens. De même il n'y a pas de démonstration plus certaine pour amener l'évidence que nos sens et les dissections.

Je désire aussi montrer à tous ceux qui sont désireux de connaître la vérité une expérience remarquable, qui prouve d'une manière éclatante que le pouls des artères est produit par l'impulsion du sang.

Prenons une portion quelconque des intestins d'un chien, d'un loup ou d'un autre animal, gonflés et desséchés (comme nous voyons chez les pharmaciens), et lions les deux bouts après les avoir remplis d'eau, de manière à avoir comme une saucisse. Frappons un léger coup avec le doigt en un point de la membrane ; nous pourrons sentir en mettant les doigts sur un autre endroit (comme nous tâtons le pouls à l'artère du carpe) tous les mouvements et apprécier distinctement leurs différences. Eh bien, sur les vaisseaux de notre corps qui, soit pendant la vie, soit après la mort, sont pleins de sang, le médecin le plus inexpérimenté pourra, en tâtant le pouls, indiquer et comparer les différences des pulsations, en grandeur, en fréquence, en force, en rythme. Comme dans une longue vessie ou une grande cornemuse remplie d'eau, on perçoit en un point tous les coups qu'on frappe à l'autre extrémité. Il en est de même dans l'hydropisie abdominale (ascite), et dans tous les abcès pleins de liquide. Nous distinguons ainsi l'anévrysme de la tympanite : si chaque impulsion, chaque vibration qu'on imprime à un côté est clairement sentie

en un autre point, c'est une tympanite. Ce n'est pas,
comme on le croit à tort, parce qu'elle donne le son
tympanique et indique la présence de l'air (ce qui n'arrive jamais), mais c'est parce que, comme dans un tym-
pan, les vibrations même les plus légères parcourent et
traversent toute la masse, et indiquent qu'il y a une
substance séreuse et liquide comme l'urine; non une
masse épaisse et gluante qui conserve le choc et les battements qu'on lui imprime, et ne les transmet pas. En
rapportant cette expérience, je donne la plus puissante
objection qu'on puisse faire à la circulation du sang, et
que cependant aucun de ceux qui ont controversé avec
moi n'a su observer et m'opposer.

En effet nous voyons dans cette expérience que le
pouls de la systole et de la diastole peut avoir lieu sans
sortie de liquide. On peut donc supposer qu'il en est de
même pour le pouls artériel et les battements du cœur,
qu'il n'y a pas besoin de circulation pour les expliquer, et
que le sang est, comme l'Euripe, animé d'un flux et
reflux continuels. Mais nous avons ailleurs suffisamment
réfuté cette objection, et maintenant encore nous
répondons que les choses ne se passent pas de la même
manière pour le sang ; car l'oreillette droite du cœur
emplit constamment de sang le ventricule, et les valvules
tricuspides empêchent le sang de revenir en arrière. En
même temps l'oreillette gauche emplit le ventricule
gauche, et chaque ventricule en se contractant lance
le sang au loin pendant que les valvules sigmoïdes l'empêchent de retourner au cœur. Le sang doit donc constamment être rejeté hors des poumons et aussi hors
des artères. S'il restait au même endroit, ou il romprait
les vaisseaux qui le contiennent, ou il distendrait le
cœur et suffoquerait l'animal, comme nous l'avons vu

nous-mêmes en opérant sur une anguille, expérience
rapportée dans notre traité sur les mouvements du
sang. Pour éclaircir encore ce point obscur, je rappellerai deux expériences, parmi toutes celles dont j'ai parlé
précédemment, qui démontrent que le sang va des veines
au cœur, emporté par un mouvement continu et très
puissant.

En présence de beaucoup de grands seigneurs et du
roi, mon très gracieux maître, ayant dénudé la veine
jugulaire interne d'une biche vivante, l'ayant divisée et
séparée par le milieu, c'est à peine si nous vîmes sortir
quelques gouttes de sang du bout inférieur, qui dépas-
sait la clavicule, tandis que par l'autre orifice de la
veine, le sang s'élançait avec force et jaillissait hors du
cou par un jet continu. On peut voir le même fait dans
la phlébotomie. Si on comprime un peu la veine avec le
doigt au-dessous de l'orifice, aussitôt le sang s'arrête; et,
dès qu'on a cessé de comprimer, il s'écoule avec la même
abondance qu'auparavant.

Sur une grosse veine quelconque de l'avant-bras, on
peut voir un fait analogue : si on porte la main en haut,
et si on exprime autant que possible tout le sang qui en
vient, la veine s'affaisse et semble n'être plus qu'un sillon
de la peau ; mais si l'on en comprime un point quelconque avec le bout du doigt, on verra aussitôt la partie
tournée du côté de la main se gonfler et se remplir du
sang qui vient de la main. C'est pourquoi, lorsqu'on retient son souffle et qu'on comprime les poumons en y
accumulant beaucoup d'air, les vaisseaux thoraciques
sont comprimés, et le sang s'amasse dans les vaisseaux
de la figure et des yeux qui deviennent très rouges.

C'est pourquoi (comme l'a remarqué Aristote dans
ses *Problèmes*), lorsqu'on veut faire un acte de force et

de vigueur, on retient sa respiration, au lieu de la laisser aller. De même le sang jaillit avec plus d'abondance des veines du front et de la langue, quand on comprime le cou, ou quand on retient son souffle.

Il m'est arrivé quelquefois d'ouvrir la poitrine et le péricarde d'un homme qu'on venait d'étrangler, deux heures après l'exécution, avant que la rougeur de la face ait disparu : je montrais aux nombreux assistants l'oreillette droite du cœur et les poumons énormément distendus et remplis de sang. Mais surtout l'oreillette, grosse comme le poing d'un homme vigoureux, était tellement gonflée qu'elle semblait devoir se rompre. Le jour suivant, le corps étant complètement refroidi, cette masse de sang s'était répandue dans les vaisseaux : le gonflement de l'oreillette avait disparu.

Ainsi, par cette expérience comme par les autres, il est suffisamment prouvé que le sang arrive à la base du cœur par toutes les veines : s'il ne trouvait pas un passage, il s'amasserait en d'autres points ou étoufferait le cœur ; réciproquement, s'il ne pouvait passer par les artères et s'il allait s'amasser dans le cœur, le cœur serait violemment comprimé.

J'ajouterai une autre observation : un grand seigneur, chevalier de la Toison-d'Or, Robert Darcy, gendre d'un de mes grands amis, très savant et très illustre médecin, le docteur Argent, se plaignait souvent, à mesure qu'il avançait en âge, d'une oppression de poitrine très douloureuse, surtout la nuit. Aussi, craignant une lipothymie et une suffocation par paroxysme, menait-il une vie inquiète et pleine d'angoisses. Il tenta en vain beaucoup de remèdes, demandant des conseils à tous les médecins. Enfin, la maladie s'aggravant, il devint cachectique, hydropique, et, finalement, suf-

foqué par un violent accès, il succomba. En présence
du docteur Argent, qui était alors président du collège
des médecins, et du docteur Gorge, théologien et pré-
dicateur excellent, qui était le pasteur de cette paroisse,
j'ouvris le cadavre. Le sang ne pouvant s'écouler du ventricule gauche dans les artères, avait brisé et perforé la
paroi même du ventricule gauche, qui est cependant,
comme nous l'avons vu, assez forte et assez épaisse, et
qui laissait alors le sang s'échapper largement : en effet
il y avait un trou assez grand pour que j'y pusse facilement mettre un de mes doigts.

J'ai connu un autre individu, qui, ayant reçu une
injure et essuyé un affront d'un homme plus puissant
que lui, était agité d'une colère et d'une indignation
extrêmes : comme sa haine et le désir de se venger crois-
saient tous les jours et qu'il ne dévoilait à personne la
violente passion qui le dévorait, il fut saisi d'un genre de
maladie étrange : il avait de cruelles angoisses de poitrine, une oppression considérable et des douleurs dans
le cœur. Aucun des remèdes que les plus habiles médecins lui indiquèrent ne réussissant, il finit par contracter,
au bout de quelques années, une cachexie scorbutique,
dépérit et mourut.

Une seule chose apportait quelque soulagement à
son mal : c'était de comprimer vigoureusement tout le
thorax, de le presser ou de le faire masser par un homme
vigoureux, comme un boulanger pétrit le pain. Ses amis
le croyaient atteint d'une affection malfaisante et obsédé
par l'esprit malin.

Les artères jugulaires (carotides) étaient dilatées et
aussi grandes que le pouce; chacune d'elles paraissait
aussi considérable que l'aorte ou la grande artère descendante (aorte abdominale); elles étaient animées de bat-

tements forts et violents, et avaient l'apparence de deux
anévrysmes allongés. Aussi avions-nous tenté l'artériotomie aux tempes, mais sans apporter aucun soulagement. Sur le cadavre, j'ai trouvé le cœur et l'aorte
tellement distendus et remplis de sang que la masse du
cœur et les cavités ventriculaires étaient aussi considérables que le cœur et les ventricules d'un bœuf. Voilà ce
que peuvent faire la puissance et la force du sang retenu et arrêté dans son mouvement.

Donc, quoique d'après l'expérience précédente il
puisse y avoir dans un boyau pulsation sans issue du
liquide, uniquement par le choc imprimé à ce liquide,
cela ne peut avoir lieu pour le sang, dans les vaisseaux
des êtres vivants, sans les plus grands inconvénients et
les plus grands dangers.

Il est clair cependant que le sang ne circule pas
partout avec la même vitesse, la même rapidité et la
même force, dans tous les vaisseaux et à tous les moments; mais il y a de grandes différences selon l'âge,
le sexe, la température, la constitution et beaucoup de
circonstances ou de causes internes ou externes, naturelles ou surnaturelles.

En effet le sang ne passe pas dans des vaisseaux
fermés, obstrués ou bouchés par des obstacles avec la
même rapidité que dans des vaisseaux béants et ouverts
largement : il ne traverse pas les substances denses,
resserrées et épaisses, comme des parties lâches, ténues
et transparentes : son cours n'est pas aussi rapide, quand
il a reçu une impulsion faible et molle, que lorsqu'il est
lancé avec force et qu'il jaillit en abondance.

De même le sang épaissi, alourdi, grossier, ne pénètre pas les parties aussi bien que lorsqu'il est séreux,
subtil, fluide.

Donc il est rationnel de penser que le sang, dans le circuit qu'il fait, passe plus lentement dans les reins que dans la substance du cœur, et qu'il traverse avec plus de facilité le foie que les reins, la rate que le foie, les poumons que les muscles ou autres viscères du corps de même consistance.

De même on peut en tenant compte de l'âge, du sexe, de la température, de l'état de mollesse ou de dureté du corps, du froid de l'air ambiant qui condense les parties, expliquer comment tantôt on voit à peine les veines des membres, tantôt on y aperçoit la couleur et la chaleur du sang rendu plus liquide par les aliments ingérés. C'est aussi pourquoi, dans la phlébotomie, le sang jaillit des veines avec plus de force quand le corps est échauffé que quand il est froid. Nous voyons en effet que, dans la phlébotomie, les sentiments de l'âme produisent des syncopes chez les gens craintifs. Le sang s'arrête dans son cours : une pâleur livide se répand sur toute la surface du corps qui est exsangue : les membres deviennent rigides : on entend des sifflements d'oreille : les yeux se voilent et se convulsent. Je trouve là une ample matière à de vastes considérations. Mais la lumière de la vérité éclaire tant de phénomènes, tant de problèmes pourront être résolus, tant de choses douteuses seront comprises, on pourra si bien rechercher les causes des maladies et les moyens de les guérir, qu'il semble nécessaire de traiter à part toutes ces questions, et, dans mes *observations médicales*, je rapporterai tout ce qui me semblera digne de remarque.

Et qu'est-ce qui mérite plus d'être admiré que les différentes passions, affections, désirs, craintes, espérances, qui affectent notre corps de différentes manières et se traduisent sur le visage par l'afflux ou le départ du sang? Dans la colère, les yeux s'injectent; les pupilles se resserrent ; dans la pudeur, les joues se couvrent de rougeur, tandis que dans l'effroi, la honte, la crainte, le visage pâlit, les oreilles rougissent comme si elles redoutaient ce qu'elles vont entendre. Avec quelle rapidité, chez les jeunes gens amoureux, le gland se remplit de sang, se gonfle et s'érige! Il est une observation très importante et très utile à savoir pour les médecins, c'est que les émissions sanguines par des ventouses, ou la compression de l'artère qui apporte le sang, calment et dissipent la douleur comme par enchantement. Tels sont les faits qu'il faut chercher dans mes *observations* pour trouver quelque éclaircissement sur ces divers points.

Des hommes ineptes et inexpérimentés s'efforcent de détruire ou d'affirmer ce qu'il faut connaître par des expériences et juger par des autopsies, à l'aide d'arguments de dialectique venus de très loin. Dès qu'on peut voir et toucher la vérité, il faut que tous ceux qui la recherchent prennent pour guides la vue et l'expérience. Nul enseignement, nulle démonstration n'auront autant d'évidence que le témoignage de nos sens.

Qui pourra persuader que le vin est agréable et meilleur que l'eau pure à ceux qui n'en ont jamais goûté ? Par quels arguments démontrerez-vous aux aveugles-nés que le soleil est lumineux et plus éclatant que toutes les étoiles ? C'est pourtant ainsi que tous mes adversaires ont traité la circulation du sang démontrée par nous depuis tant d'années, avec des expériences positives et des autopsies. Personne ne s'est trouvé qui ait réfuté un fait sensible, comme le mouvement de flux et de reflux du sang, par des observations également sensibles : personne n'a détruit par des arguments sé-

rieux l'expérience que j'ai faite ; bien plus, personne n'a
essayé de soutenir une thèse contraire à la mienne par
des dissections.

Cependant un grand nombre d'auteurs que leur
inexpérience et leur profonde ignorance en anatomie
empêchaient de trouver un seul fait positif pour soutenir les objections qu'ils alléguaient, s'appuyant sur
l'autorité des règles et sur les assertions reçues, se sont
livrés à des fictions vaines, à des suppositions invraisemblables et à des arguments captieux et vides, y mê-
lant des paroles indignes et grossières, des injures et
des insultes. Ils n'ont réussi à montrer que leur vanité,
leur ineptie, leur insolence et la pauvreté de leurs raisonnements, raisonnements qui auraient dû s'appuyer
sur des faits, en sorte que leur argumentation sophis-
tique est en lutte avec la raison même. Ainsi que les
flots de la mer de Sicile, excités par les vents, se brisent
en écumant contre les rochers de Charybde et sont
repoussés par le roc, de même ces hommes argumentent
vainement contre le bon sens.

Si nous ne devions rien admettre par nos sens, sans
le témoignage de la raison, s'il ne fallait jamais contredire les anciennes démonstrations, il n'y aurait plus de
problèmes à résoudre. Si nos sens ne nous donnaient
pas des connaissances certaines, confirmées par le
raisonnement (comme il en est des constructions géo-
métriques), certes, il ne faudrait plus admettre aucune
science : car la géométrie est une démonstration logique
à l'aide d'objets sensibles s'appliquant à des objets sensibles. C'est ainsi que des vérités ardues, et dont nous
n'aurions pas d'idée, deviennent évidentes grâce à des
vérités sensibles plus apparentes et plus faciles à voir.
C'est ce qu'Aristote nous dit avec raison (*De Generat. ani-*

malium, livre III, chap. x) quand il parle de la génération des abeilles. *Il faut en croire la raison*, dit-il, *quand les choses qu'elle démontre s'accordent avec le témoignage de nos sens, et pour les bien connaître accordons plus de créance à nos sens qu'à la raison.* Aussi ne devons-nous approuver ou désapprouver toutes les assertions scientifiques qu'après en avoir fait un examen minutieux : il faut examiner par l'expérience si elles sont justes ou fausses, les rapporter à nos sens et confirmer nos sensations par le jugement qui nous montre ce qui est faux. Aussi Platon a-t-il affirmé dans *Critias* qu'il n'est pas difficile d'expliquer les choses qu'on peut expérimenter, et que les auditeurs qui n'ont aucune expérience ne sont pas mûrs pour la science.

Il est aussi pénible, aussi difficile d'apprendre à des auditeurs inexpérimentés les choses que leurs sens ne leur ont jamais montrées; ils sont aussi rebelles, aussi peu aptes à recevoir la vraie science, que les aveugles à porter un jugement sur les couleurs et les sourds sur les sons. Qui pourra apprendre le flux et le reflux de la mer, et *la valeur des angles ou les propriétés des côtés d'un trapèze géométrique* à des aveugles ou à des gens n'ayant jamais vu ni la mer ni un trapèze ? Et quand on n'a pas vu soi-même, quand on ne se fait pas une idée de la chose, on est aussi ignorant en anatomie, qu'un aveugle en géométrie ; on ne peut connaître ni les sujets dont parlent les anatomistes, ni les raisons alléguées par eux et qui dépendent de la nature des choses ; on ignore tout également, aussi bien les conclusions que les motifs de ces conclusions. Il n'y a pas de connaissance possible sans une connaissance préalable donnée par nos sens. C'est ce qui fait que la connaissance que nous avons des corps célestes est si incertaine et pleine de tant de conjectures. S'il en est qui déclarent connaître les causes et les raisons d'être de toutes choses, je voudrais qu'on me dît pourquoi les deux yeux accomplissent leurs mouvements en tous sens, simultanément, au lieu de les accomplir séparément, chaque œil se tournant tantôt à droite, tantôt à gauche, pourquoi les oreillettes du cœur se contractent en même temps, etc.

Parce qu'ils ne connaissent pas les causes des fièvres, ou de la peste, et la raison des propriétés merveilleuses de certains médicaments, vont-ils pour cela nier qu'elles existent?

Comment le fœtus, qui ne respire pas d'air dans l'utérus jusqu'au dixième mois, n'est-il pas suffoqué par le manque d'air? Comment, s'il vient au monde au septième ou au huitième mois, dès qu'il a commencé à respirer, est-il suffoqué si l'air vient ensuite à lui manquer? Pourquoi, lorsqu'il est dans l'utérus, pourra-t-il vivre sans respirer tant qu'il ne sera pas sorti des membranes? tandis que, dès qu'il est en rapport avec l'air extérieur, il ne peut vivre que s'il respire?

Comme je vois beaucoup de gens avoir des doutes et des hésitations au sujet de la circulation du sang, tandis que d'autres combattent les idées que j'ai énoncées et qu'ils n'ont pas bien comprises, je vais pour eux récapituler brièvement ce que j'ai voulu dire dans mon livre sur les mouvements du cœur et du sang. Le sang est contenu dans les veines comme dans son principal réceptacle. C'est dans la veine cave surtout qu'il est le plus abondant, près de la base du cœur et de l'oreillette droite. Peu à peu il s'échauffe par sa chaleur intime, se dilate, se gonfle et monte comme les substances qui fermentent. Alors l'oreillette droite se remplit, et, se contractant, par sa puissance contractile le chasse rapide-

ment dans le ventricule droit du cœur. Celui-ci s'emplit,
et par sa systole chasse le sang qui a été lancé dans sa
cavité. Comme les valvules tricuspides empêchent le sang
de revenir dans l'oreillette, le ventricule envoie le sang
dans la veine artérieuse qui n'offre aucun obstacle et
qui se dilate sous l'effort du sang. Une fois dans ce
vaisseau, le sang ne peut plus revenir au cœur à cause
des valvules sigmoïdes; mais, comme les poumons dans
l'inspiration et l'expiration se distendent, se dilatent et se
resserrent tour à tour, comme ils n'ont d'ailleurs qu'une
sorte de vaisseaux, le sang doit passer dans l'artère veineuse, de là dans l'oreillette gauche qui, ayant le même
mouvement, le même rythme que l'oreillette droite,
fonctionne de la même manière et envoie le sang dans le
ventricule gauche. Celui-ci agit de la même manière et
en même temps que le ventricule droit : le sang ne pouvant retourner dans l'oreillette à cause de l'obstacle
que lui opposent les valvules bicuspides, est chassé dans
l'aorte et par suite dans toutes les branches de cette artère. Remplies par cette impulsion subite et ne pouvant
pas rejeter ce sang tout d'un coup, les parois des artères
sont repoussées, se dilatent et subissent la diastole.

Donc, comme ces mouvements se répètent continuellement et sans interruption, les artères, tant dans
les poumons que dans tout le corps, devraient être, par
toutes ces contractions et impulsions du cœur, pleines
de tant de sang que toute impulsion cesserait, ou qu'elles
se rompraient et se dilateraient au point de recevoir
toute la masse contenue dans les veines s'il n'y avait pas
une issue au sang.

Le même raisonnement s'applique aussi aux ventricules du cœur et aux oreillettes pleines de sang : si ces
cavités ne se vidaient pas comme les artères, elles fini-

raient par être tellement dilatées par le sang qu'elles res-
teraient immobiles et privées de tout mouvement. Toute
la démonstration de la circulation est vraie et nécessaire
si les prémisses sont vraies. Or ce sont nos sens et non
les théories admises, la dissection et non les rêves de
l'imagination qui doivent nous apprendre si elles sont
vraies ou fausses.

De plus j'affirme que dans les veines, partout et toujours, le sang va des petites veines dans les grandes, et
que constamment il se dirige vers le cœur : d'où je conclus que la masse de sang introduite sans cesse dans le
cœur par les veines passe dans les artères et de là revient dans les veines pour retourner dans les artères, et
qu'ainsi le sang se meut dans un mouvement circulaire
continuel de flux et de reflux. L'impulsion du cœur l'envoie dans toutes les ramifications artérielles. Il continue
son cours, est repris par les veines et revient au cœur.
Voilà ce que nos sens nous démontrent, et la démonstration logique fondée sur ces faits d'expérimentation enlève
toute raison de douter.

Voilà ce que je m'efforçais d'expliquer et de prouver
par des observations et des expériences; voilà ce que
j'ai voulu démontrer non par la recherche des causes et
des principes, mais par les sens et par l'expérience, à la
manière des anatomistes, ce qui a bien plus d'autorité.

Entre autres faits, remarquons la force, la puissance,
la violence du choc du cœur et des grandes artères, choc
que nous pouvons à la fois toucher et voir. Je ne dis pas
que, chez les grands animaux à sang chaud, le pouls, la
systole et la diastole sont identiques pour tous les vaisseaux remplis de sang et chez tous les animaux qui ont du
sang; mais chez tous, le sang s'échappe rapidement du
cœur et est contraint de pénétrer dans les petites artères,

dans les pores des tissus et dans les ramuscules veineux : chez tous par conséquent il y a circulation.

Ni les petites artères, ni les veines n'ont de pulsations. Il n'y a que les grandes artères et celles qui sont près du cœur, parce qu'elles ne peuvent pas rejeter tout d'un coup tout le sang qui y est lancé. Si on ouvre une artère et si on laisse librement jaillir le sang au dehors, on peut voir qu'elle n'a presque plus de pouls, le sang s'écoulant facilement et ne distendant pas les parois du vaisseau. Chez les poissons, les serpents et les animaux à sang froid, le cœur bat lentement et faiblement. A peine peut-on sentir le pouls dans les artères, car le sang y coule avec une extrême lenteur. Aussi chez eux, comme dans les petits rameaux artériels chez l'homme, les parois de l'artère ne sont pas distendues par le sang, ni repoussées par l'impulsion du sang.

Quand une artère est coupée et ouverte, le sang, ainsi que je l'ai dit, ne la fait pas battre et ne lui donne pas de pouls; d'où on voit clairement que les artères n'ont pas de faculté contractile soit propre à elles, soit transmise par le cœur, mais que, si elles ont une diastole, c'est uniquement à cause de l'impulsion du sang. En effet, quand elles se remplissent, la secousse se transmet au loin et on peut sentir avec le doigt une sorte de systole et de diastole, ainsi que je l'ai dit. On reconnaît par là fidèlement toutes les différences de pulsation du cœur, leur rythme, leur ordre, leur force ou leur intermittence, comme un homme reconnaît son image dans un miroir. Si avec un piston, on lance de l'eau en l'air par des tuyaux de plomb, on peut reconnaître par le jet de liquide qui diffère quelquefois de plusieurs stades, à la fois le degré de la compression, le rythme, le commencement, la fin, la force de chaque coup de

piston : de même on peut par l'orifice d'une artère ouverte et donnant du sang, juger des contractions du
cœur. Remarquons que l'écoulement est continuel,
comme dans l'exemple de l'eau. Quoique le sang jaillisse
plus ou moins loin, quoique le choc, la vibration et
l'impulsion du sang ne se fassent pas toujours également, cependant le cours du sang est continu et son
mouvement ne s'arrête pas, si bien qu'il revient dans l'o-
reillette droite, son point de départ.

On pourra reconnaître la vérité de ce que je dis en
coupant une artère un peu longue, comme la jugulaire.
Si on la saisit alors entre les doigts et qu'on modère la sortie
du sang, on peut à volonté lui donner des pulsations
plus ou moins fortes, lui faire perdre ou retrouver ses
battements. Cela se voit manifestement quand la poitrine
est intacte. Mais on peut aussi faire cette expérience
quand la poitrine a été ouverte rapidement, et que, les
poumons s'étant rétractés, il n'y a plus de mouvements
respiratoires : l'oreillette gauche se contracte, se vide,
blanchit et enfin cesse toute pulsation, ainsi que le ventricule gauche. En même temps, par l'ouverture de
l'artère ouverte, le sang s'écoule de moins en moins
abondant, le jet est de plus en plus petit, le pouls de
plus en plus faible, jusqu'à ce qu'enfin, le sang faisant
tout à fait défaut et le ventricule gauche cessant ses
contractions, il ne s'écoule plus de sang par l'artère.

Vous pourrez faire la même expérience en liant la
veine artérieuse; vous pourrez ainsi faire cesser les contractions de l'oreillette gauche, ou les lui rendre, en
ôtant la ligature de la veine. Cette expérience nous
dévoile ce qui se passe chez les moribonds. Le ventricule
gauche cesse le premier ses mouvements de contraction :
c'est ensuite l'oreillette gauche, puis le ventricule droit,

enfin l'oreillette droite. C'est par elle que commencent
la vie et le premier mouvement; c'est elle aussi que
l'existence abandonne en dernier.

Ainsi, d'après le témoignage de nos sens, il est clair
que le sang ne passe pas par la cloison du cœur, mais
uniquement par les poumons, non pas quand ils sont
inertes et immobiles, mais lorsqu'ils sont mus par la
respiration. C'est probablement pour cela que, chez
l'embryon qui ne respire pas encore, la nature a créé le
trou ovale. C'est pour que le sang puisse passer dans
l'artère veineuse et nourrir le ventricule et l'oreillette
gauches, tandis qu'elle a fermé cet orifice chez les ado-
lescents qui respirent librement.

Nous voyons aussi pourquoi c'est un signe mortel
que les vaisseaux pulmonaires soient oppressés ou gorgés
par le sang : et quand la respiration est entravée par
une maladie grave les malades courent alors de grands
dangers.

Nous voyons encore pourquoi le sang des poumons
est rutilant et subtil : c'est pour pouvoir les traverser
facilement. Faisons-le remarquer, ainsi que nous l'avons
déjà dit dans notre préface, à ceux qui, cherchant la cause
qui fait circuler le sang, ne croient pas que la force du
cœur peut tout faire, et pensent, avec Aristote, que le sang
est l'auteur de la transmission et de la production du
pouls. C'est le cœur, disent-ils, qui crée les esprits et répand la chaleur vitale. La chaleur est innée dans le cœur
qui est l'organe immédiat de l'âme, le lien qui réunit
toutes les parties du corps, et l'agent essentiel de toutes
les fonctions vitales. C'est le cœur qui est l'origine des
mouvements du sang et des esprits, par sa perfection,
sa chaleur et toutes ses propriétés qu'Aristote dit être analogues à celles de l'eau chaude ou de la poix bouillante.

Pour eux le cœur est la cause première des pulsations et de la vie. A dire vrai, je ne crois pas que les choses se passent comme le vulgaire le croit, et je ferai observer dans le traité de la génération bien des faits qui me font être contraire à cette opinion. Mais il ne convient pas d'en parler ici : peut-être un jour publierai-je des faits plus étranges, apportant une grande lumière à la philosophie naturelle.

Cependant, avec la permission des savants et le respect de l'antiquité, je ne ferai qu'énoncer et proposer sans démonstration cette vérité que le cœur, en tant que principe créateur et origine de toutes les parties de notre corps, doit comprendre aussi les veines, toutes les artères et le sang qui y est contenu ; de même en considérant le cerveau en tant qu'organe des sens, nous comprenons tous ses nerfs, ses appareils sensitifs, ses organes et la moelle épinière. Mais, si par le mot cœur on ne comprend que la substance du cœur, ventricules et oreillettes, je ne pense pas qu'il faille considérer le cœur comme générateur du sang, et dire que le sang, la force, la vertu, la raison, le mouvement et la chaleur sont des dons du cœur. Enfin, pour moi, la cause de la diastole ou dilatation n'est pas la même que celle de la systole ou contraction, soit dans les artères, soit dans les oreillettes, soit dans les ventricules. Le mouvement du pouls, qu'on appelle diastole, a une cause autre que la systole et doit toujours précéder la systole. La cause primordiale de la dilatation est la chaleur, et la dilatation commence dans le sang lui-même qui peu à peu se gonfle et devient plus subtil, comme les substances qui fermentent. C'est par le sang aussi que cesse la dilatation. Ainsi que l'a dit Aristote pour le gruau et le lait mis sur le feu, cette turgescence ou cette dépression du sang ne viennent pas de vapeurs ou d'exhalations ou d'esprits qui prennent une forme vaporeuse ou aérienne; elle n'est pas produite par un agent extérieur, mais par un principe intime réglé par la nature.

Et le cœur, comme quelques-uns le croient, n'est pas la source de la chaleur et du sang, comme un charbon ou un foyer ardent, mais comme une chaudière. Le sang, qui de toutes les parties du corps est la plus chaude, donne, bien plutôt qu'il n'en reçoit, de la chaleur au cœur, comme du reste aux autres organes. Aussi y a-t-il pour le cœur des artères et des veines dites coronaires, qui remplissent les mêmes fonctions que les artères et les veines des autres parties : elles donnent au cœur la chaleur, le réchauffent et le nourrissent. Aussi, plus un organe est sanguin, plus il est chaud, plus le sang y abonde, plus il peut devenir chaud. Nous devons regarder le cœur avec ses remarquables cavités comme une officine, une source et un foyer perpétuel de chaleur, non par sa substance même, mais par le sang qu'il renferme : il est comme un vase plein d'eau chaude. De même si le foie, la rate, les poumons sont considérés comme très chauds, c'est qu'ils ont beaucoup de veines ou de vaisseaux contenant du sang.

Aussi je crois que la chaleur innée est l'agent général de toutes nos fonctions, et qu'elle est la cause première du pouls. Je ne l'affirme pas d'une manière absolue, mais je le propose comme une hypothèse. Si les hommes savants et honnêtes voulaient bien faire à cette théorie des objections sans opprobres et sans injures grossières, j'en serais bien aise et je les recevrais avec reconnaissance.

Voici donc les parties que le sang parcourt dans son mouvement circulaire. Il passe rapidement de l'oreillette droite au ventricule droit, puis aux poumons, puis à l'oreillette gauche, puis au ventricule gauche, puis à l'aorte et dans toutes les artères, par l'impulsion du cœur, puis dans les pores des tissus, de là dans les veines, et par les veines à la base du cœur.

Une seule expérience faite sur les veines pourra le démontrer. Comprimez modérément le bras par une bande et remuez-le ainsi, jusqu'à ce que les veines soient très gonflées, et que toute la peau qui est au-dessous de la compression soit très rouge. Plongez alors la main dans de l'eau très froide ou de la neige, jusqu'à ce que le sang amassé au-dessous de la compression soit très refroidi, puis déliez la bande tout d'un coup : vous sentirez alors passer comme un courant de sang froid, et vous comprendrez avec quelle rapidité il revient vers le cœur et quels désordres il peut y amener : il n'est donc pas étonnant que l'enlèvement brusque de la bande de compression produise après la saignée des lipothymies. Cette expérience montre aussi que, si les veines se gonflent au-dessous de la ligature, ce n'est pas par un sang sub- tilisé ou un dégagement d'esprits et de vapeurs (en plongeant le bras dans l'eau froide on eût arrêté cette effervescence). En réalité il n'y a que du sang, et ce sang ne peut revenir dans les artères par des anastomoses ou des détours cachés. Cette expérience nous apprend en- core comment les voyageurs dans les hautes montagnes couvertes de neige peuvent être frappés de mort subite, et elle explique beaucoup d'autres faits de même genre.

Pour qu'on admette que le sang peut passer par toutes les porosités des tissus et se rendre dans toutes les par- ties, je n'ajouterai qu'une seule expérience. La corde fait, au cou des hommes étranglés ou pendus, ce que la com- pression fait au bras. La face, les yeux, les lèvres, la langue, toutes les parties superficielles de la tête sont

gorgées de sang, sont couvertes d'une vive rougeur et
se gonflent extrêmement. Si après avoir enlevé le lacet
nous plaçons un tel cadavre dans une position quelconque, en peu d'heures vous verrez tout le sang abandonner le visage et la tête pour aller des parties élevées
aux parties basses, en passant par les pores de la peau,
de la chair et des autres parties. Le sang semble tomber,
conduit par son propre poids, et il colore d'une bouillie
noirâtre les parties inférieures, et surtout la peau qu'il
remplit. Combien le sang vivant et animé par les esprits
d'un animal vivant, doit mieux pénétrer par les pores
ouverts, que le sang mort et coagulé, condensé par le
froid de la mort dans chaque partie, alors que les vaisseaux se sont resserrés et comprimés! Combien, chez
les vivants, le passage du sang est plus facile et plus
rapide dans les organes!

Un homme remarquable par son brillant génie, René
Descartes, que je remercie de la mention élogieuse qu'il
a faite de moi, ayant, avec d'autres expérimentateurs,
enlevé le cœur d'un poisson, l'a mis sur une table et a
observé ses pulsations. Il pense que le cœur, en se contractant, se relevant, se redressant et devenant plus rigide, ouvre, développe et agrandit ses ventricules. Selon
moi, cela n'est pas exact, car il est certain que, quand le
cœur est contracté, les ventricules doivent être plus resserrés et être en systole, non en diastole. Alors que
le cœur, comme épuisé, retombe et se relâche, il est en
dilatation et en diastole, et la cavité des ventricules est
plus grande. Ainsi sur un cadavre nous ne disons pas
que le cœur est en diastole, quoiqu'il ne soit pas en
systole, mais qu'il est relâché, flasque, immobile et sans
mouvement. Cependant il n'est pas distendu; en effet
il n'est distendu et, à proprement parler, en diastole,

que lorsqu'il est rempli par l'impulsion du sang chassé par les oreillettes. C'est ce que montrent aussi avec toute évidence les vivisections.

Ainsi ces savants n'ont pas vu la différence qui existe entre le relâchement du cœur et des artères et la distension ou diastole ; ils n'ont pas compris que la cause de la distension et du relâchement n'est pas la même que celle de la contraction, mais que, les effets étant contraires, les mouvements étant différents, la systole et la diastole n'ont pas une même cause.

Tous les anatomistes savent bien que dans chaque membre, pour l'extension et l'adduction, il y a des muscles antagonistes. Ainsi la nature a, pour des mouvements distincts et contraires, dû nécessairement créer des organes distincts et contraires.

Je ne crois pas non plus que la cause efficiente du pouls qu'il admet, avec Aristote, être la même pour la systole que pour la diastole, soit l'effervescence et comme l'ébullition du sang. En effet les mouvements du cœur sont des coups subits et des ébranlements instantanés, tandis que dans la fermentation ou l'ébullition, il n'y a rien qui s'élève et surgisse en un clin d'œil : elle monte lentement et se déprime peu à peu. Enfin dans les vivisections on peut voir que les ventricules du cœur sont distendus et remplis par la contraction des oreillettes, et augmentent selon qu'ils se remplissent plus ou moins de sang. La distension du cœur est un choc violent produit par une impulsion, non par une attraction de liquide.

De même certains auteurs pensent que, pour nourrir les plantes, l'aliment n'a pas besoin d'impulsion, mais est attiré dans toutes les parties qui ont besoin de nourriture, que par conséquent chez les animaux l'impulsion n'est pas nécessaire, puisque la vie végétative semble remplir les mêmes fonctions chez les uns et chez les autres. Mais il y a une différence néanmoins. Chez les animaux il faut une chaleur continuelle pour réchauffer leurs membres, conserver la chaleur vitale, et les défendre, les protéger contre les injures extérieures.

Telle est la circulation ; si elle est empêchée, ou altérée, ou surexcitée, beaucoup de maladies graves, avec des symptômes étranges, en sont la conséquence ; soit pour les veines des varices, des abcès, des douleurs, des hémorrhoïdes, des hémorrhagies ; soit pour les artères, des tumeurs, des phlegmons, des douleurs internes et lancinantes, des anévrysmes, des fluxions, des suffocations subites, l'asthme, les apoplexies et d'autres maladies innombrables. Ce n'est pas ici le lieu de dire comment certaines maladies réputées inguérissables sont quelquefois enlevées et guéries comme par enchantement.

En fait d'observations de médecine et de pathologie, je pourrai rapporter des faits que je ne sache pas avoir été observés avant moi.

Enfin je terminerai, savant Riolan, en répondant entièrement à ton objection, que dans les veines mésentériques, il n'y a pas de circulation. En liant sur un animal vivant, ce qui est très facile, la veine porte près du hile du foie, tu verras le gonflement des veines placées au-dessous de la ligature, comme, dans la phlébotomie, au-dessous du bras qu'on a lié. C'est que le sang ne peut plus traverser les veines.

Et à ceux qui prétendent que par des anastomoses le sang peut passer des veines dans les artères, je réponds par cette expérience : liez sur un animal vivant la grande veine descendante au moment où elle se divise en deux branches crurales ; comme vous avez ouvert

l'artère auparavant, toute la masse du sang s'est écoulée
en peu de temps de toutes les veines, même de la veine
cave ascendante par les contractions du cœur. Cependant, au delà de la ligature, les veines crurales et leurs
divisions inférieures sont gorgées de sang, ce qui n'aurait pu avoir lieu, si le sang avait pu passer dans les artères par des anastomoses.

NOTES ET OBSERVATIONS

NOTE I.

Toute cette préface de Harvey est confuse et embrouillée. Il est vrai que rien n'est plus confus et embrouillé que l'opinion des médecins sur l'état du sang dans les tissus, les viscères et les membres, avant que la circulation soit connue. Tout est plein d'erreurs, d'incertitudes, de contradictions, et l'exposition que Harvey fait de ces erreurs se ressent de l'obscurité où étaient plongés ses adversaires.

Voici quelles sont, en résumé, les principales opinions qu'il a eues à combattre, et les objections qu'on lui a faites.

1° *Le pouls est le mouvement du cœur transmis par les parois artérielles.*

Nous avons, dans l'introduction historique, insisté déjà sur l'expérience de Galien, qui est cause de cette erreur : nous n'avons donc plus à y revenir. Ajoutons qu'il serait peut-être intéressant de rechercher si, en liant fortement, de manière à les détruire, les parois artérielles sur un tube placé dans l'artère, on ne modifierait pas la pulsation du segment artériel sous-jacent. En effet, par une constriction énergique de l'artère, on détruirait les nerfs vaso-moteurs qui accompagnent les tuniques artérielles.

2° *Les artères contiennent de l'air, des esprits, des vapeurs épaisses (fuliginositates), en même temps que du sang.*

Il semble que les expériences de Galien aient dû faire rejeter ces opinions ; en réalité, il n'en est rien, et les adversaires de Harvey répètent sans cesse que le sang contenu dans les artères y est contenu avec des esprits. Cependant ils ne savent guère s'entendre eux-mêmes. En réalité, ils pensent que le sang dans les artères, et aussi dans le ventricule gauche, est soumis à une sorte d'ébullition, comme le lait qui bout et mousse. Cette mousse, ce sont les *esprits*. Harvey leur a répondu par une expérience précise (voyez p. 210). Le sang artériel recueilli dans un vase n'occupe pas un plus grand ou un moindre volume que le sang veineux.

Quant à la voie par laquelle ces esprits pénètrent dans les artères, c'est une voie tout à fait mystérieuse. Tantôt en effet, c'est par les pores de la peau et des tissus, tantôt c'est par le cœur. Mais il ne faut pas supposer que ces esprits soient identiques à *l'air* contenu dans le cœur. L'air a seulement pour effet de refroidir le sang. Le cœur, par sa force et sa chaleur propres innées, produit les esprits, et ces esprits sont lancés dans l'aorte avec le sang.

Aujourd'hui toute cette physiologie, cette fantasmagorie des esprits paraît bien ridicule. Mais au temps de Harvey, elle était presque un dogme. Il y avait des esprits animaux, des esprits vitaux, etc. Comme c'était une pure conception, il est souvent difficile de comprendre ce qu'il faut entendre par esprits. De là l'obscurité de bien des passages que j'ai cherché à traduire le plus exactement possible.

On pensait ainsi, malgré Galien, que les artères contiennent de l'air. Harvey oppose à cette erreur une expérience bien simple. Lorsqu'une artère est ouverte, on ne voit jaillir que du sang, tandis que, lorsque la trachée est sectionnée, l'air entre et sort par la plaie. Par conséquent, on peut dire que les poumons contiennent de l'air, et que les artères contiennent du sang.

Cette logique rigoureuse, cette observation exacte, ont

indigné Primerose et Parisanus. « *Deus plus quam optimø!*
An hæc similitudo quatuor pedibus currit? s'écrie Parisanus.
Les poumons sont ouverts constamment, tandis que les artères sont fermées. Les poumons étant blessés continuent
à rejeter et à prendre l'air, car ils n'en sont pas empêchés
par l'abord impétueux du sang. Il en est autrement pour
les artères qui ne peuvent pas à la fois rejeter du sang et
absorber de l'air. Quant à la raison qui empêche l'air contenu dans les artères d'en sortir, est-ce que Démocrite
n'a pas vécu plusieurs jours en se nourrissant seulement
d'odeurs? Les odeurs, les esprits, gagnent le cœur. C'est un
fait que tout le monde connaît. Par conséquent, quand l'artère est ouverte, l'air intérieur va au cœur, et l'air extérieur ne peut plus entrer, par suite du jet de sang qui l'en
empêche. »

Quant à Primerose, il trouve une objection plus simple
encore : c'est que, l'artère étant ouverte, il y a probablement pénétration de l'air et rejet de l'air contenu ; mais
que nous ne pouvons rien y voir, par suite de la rapidité
des mouvements artériels.

3° *La veine pulmonaire contient de l'air.* — Harvey mul-
tiplie les preuves qui démontrent que ce vaisseau ne peut
contenir que du sang.

D'abord elle a la constitution d'une veine et non de la
trachée-artère. Pourquoi, dit-il, si la veine pulmonaire
contenait de l'air, aurait-elle reçu de la nature la constitution d'une veine? — Parisanus trouve une réponse excel-
lente. « C'est, dit-il, parce que la nature l'a voulu ainsi. »

Les valvules auriculo-ventriculaires sont à peu près
identiques à droite et à gauche. Donc elles ont les mêmes
fonctions.

En insufflant de l'air dans la trachée-artère, on ne
peut réussir à en faire passer ni dans le cœur, ni dans la
veine pulmonaire. C'est la réfutation directe de l'erreur expérimentale d'Aristote.

A cette expérience les adversaires de Harvey font des

objections ridicules. « Ne cherchons pas, dit Parisanus, à mettre la nature en contradiction avec elle-même. Sur un chien mort, l'air, ayant horreur du vide, quitte les vaisseaux et le cœur pour aller dans les poumons. Aussi, quand on fait une autopsie, ne trouve-t-on pas d'air dans la veine artérielle. Quand on fait une injection d'air dans les poumons d'un cadavre, il n'est pas étonnant que l'air ne passe pas dans le cœur, car c'est le cœur qui par ses mouvements propres attire l'air des poumons : et sur un cadavre le cœur n'a plus de mouvements. D'ailleurs, le cœur d'un cadavre est froid, et le passage de l'air est empêché par la constriction des pores produite par le froid. »

Par une exception étrange, Primerose oppose à Harvey une expérience exacte, bien qu'elle soit misérablement interprétée. « Il y a, dit-il, une expérience du savant Vésale, qui démontre que le cœur attire l'air des poumons. Si on enlève à un animal vivant la paroi thoracique osseuse, les poumons s'affaissent et le cœur cesse de battre. Mais si à ce moment on pratique l'insufflation pulmonaire, on verra le poumon se gonfler, et le cœur reprendre ses battements, de même que les artères leurs pulsations. » Il est assez intéressant de voir que Vésale connaissait déjà l'influence de la respiration artificielle.

4. *Le sang dans les veines va aux organes et part du cœur et du foie.* — Harvey a consacré plusieurs chapitres à la réfutation de cette erreur, réfutation que Césalpin avait d'ailleurs bien faite. Rien n'est plus curieux que de voir les objections faites à ce sujet.

« Toutes les veines, dit Primerose, n'ont pas des valvules ; et comme d'un fait particulier on ne peut conclure une théorie générale, de ce qu'il y a des valvules dans certaines veines, on n'a pas le droit de conclure que le sang de toutes les veines revient au cœur. — Les artères n'ont pas de valvules, tandis que les veines en ont ; par conséquent le cours du sang est plus rapide dans les artères que dans les veines, il arriverait donc plus de sang qu'il n'en part, ce

qui est absurde. — Si la circulation existe et que le sang
des artères est continuellement poussé dans les veines, les
valvules sont inutiles. — Les valvules ne peuvent jamais
fermer exactement la cavité du vaisseau, à quoi peuvent-
elles alors servir, sinon à renforcer les parois veineuses. »

« Soit, dit Parisanus, liez le bras d'un malheureux, sou-
mettez-le à la torture pour complaire à Harvey, et voyez ce
qui arrivera. Cet innocent, soumis à un tel supplice, res-
sentira de vives douleurs dans le bras, et il sera à moitié
mort sans pouvoir décrire ce qu'il ressent. La douleur ter-
rible qu'il éprouve appellera le sang dans ses veines. Quoi
d'étonnant à ce que les veines apparaissent gonflées? Tous
ces phénomènes que décrit Harvey sont dus à des actions
violentes, irrégulières, et ne prouvent rien de l'état normal.
On peut répéter l'expérience mille fois, mille fois elle sera
fausse. A quoi bon s'en occuper? — Quant aux valvules, leur
présence n'a aucune valeur pour indiquer la direction du
sang. En effet, deux valvules dans chaque veine devraient
suffire, or, il y en a un bien plus grand nombre; donc elles
sont inutiles. De plus, ou le sang revient au cœur, comme
le pense Harvey, et alors elles ne servent à rien, ou elles
servent à quelque chose, à empêcher le sang des veines
de revenir du cœur; alors la circulation dans les veines
n'existe plus, comme le pense Harvey. »

Je n'insisterai pas plus longtemps sur ces objections faites
à Harvey, car toute cette polémique est vraiment odieuse
et insupportable. Pour en donner une idée, il me suffira de
citer un passage de Primerose qui se plaint de l'importance
accordée en physiologie à l'étude des animaux inférieurs.

« Tu as, dit Primerose, observé une sorte de cœur pulsatile chez les limaçons, les mouches, les abeilles et même
chez les squilles. Nous te félicitons de ton zèle; que Dieu
te conserve des yeux si perspicaces. Mais pourquoi dis-tu
qu'Aristote a refusé un cœur aux petits animaux? aurais-tu
voulu faire entendre par là que tu sais ce qu'Aristote ignorait? Ceux qui voient dans tes écrits les noms de tant

d'animaux divers, te prendront pour le souverain investigateur de la nature et croiront que tu es un oracle dictant du haut d'un trépied ses décisions. Je parle de ceux qui ne sont pas médecins et qui n'ont qu'une teinture de cette science. Mais en lisant les vrais anatomistes, Galien, Vésale, l'illustre Fabrice et Casserius, on voit qu'ils ont donné des planches gravées où sont représentés les animaux disséqués par eux. Quant à Aristote, il a tout observé, et personne ne doit oser venir après lui. »

Pour que la théorie de la circulation, telle que Harvey l'a démontrée, telle qu'elle existe réellement, soit admise et professée par tous, il a fallu une autre génération que celle de ses contemporains. Les savants qui avaient dans leur jeunesse appris la doctrine de Galien et d'Aristote, comme Riolan, Guy-Patin et d'autres, n'ont pas pu adopter des faits qui renversaient tout ce qu'on leur avait inculqué. — Le dernier adversaire de la théorie de Harvey est probablement Thomas Diafoirus qui soutient sa thèse contre les circulateurs. « Jamais il n'a voulu comprendre ni écouter les raisons et les expériences des prétendues découvertes de notre siècle touchant la circulation du sang. » (1673.)

NOTE II.

DES MOUVEMENTS DU CŒUR ET DE LEUR MÉCANISME CHEZ LES ANIMAUX SUPÉRIEURS.

A. *Du rythme du cœur.* — On connaît aujourd'hui très bien le mécanisme des mouvements du cœur. Les recherches d'un très grand nombre d'observateurs et les heureuses applications de la méthode graphique ont permis de faire cette étude complètement. Pour la plupart des points, les observations de Harvey ont été confirmées.

Dans cet ensemble de mouvements qui constituent la contraction totale du cœur, ou, comme on dit généralement, la révolution du cœur, il y a toujours synchronisme

parfait entre le cœur droit et le cœur gauche. Il est donc
indifférent d'étudier, soit l'un, soit l'autre ; car le mécanisme des deux ventricules est identique, comme celui des
deux oreillettes.

Pour observer la contraction du cœur des animaux supérieurs, on peut procéder de la manière suivante. Un chien
est empoisonné avec du curare, et on pratique la respiration artificielle. Dans ces conditions le cœur continue à
battre, et, si la dose de curare n'est pas trop considérable,
les mouvements cardiaques ne sont pas trop accélérés. On
fait alors, soit avec le thermo-cautère, soit avec le scalpel
et le costotome, l'ablation du sternum et d'une notable
partie de la paroi thoracique antérieure. L'écoulement de
sang n'est pas très abondant, si l'on a soin de lier les artères au fur et à mesure, et de procéder à l'opération avec
lenteur et précaution, de manière qu'aucune petite artère
ne donne plus de sang.

Quand la paroi thoracique est enlevée, on rencontre alors
le péricarde qui est incisé. Le cœur est à nu et on le voit
se mouvoir avec une régularité parfaite ; on peut le prendre
dans la main et sentir sa diastole lente et sa systole brusque.

Mais, ainsi que l'avait remarqué Harvey, ces mouvements sont trop rapides pour que l'observation soit très
fructueuse, et c'est alors seulement que le cœur se ralentit qu'on peut distinguer les divers mouvements qui composent sa contraction.

Pour ralentir les mouvements du cœur, on peut employer
plusieurs moyens et en particulier l'excitation du pneumogastrique. (Sur les animaux empoisonnés par une très forte
dose de curare, l'excitation du pneumogastrique ne donne
pas de résultats constants, et à un certain degré de l'in-
toxication, l'excitation du pneumogastrique reste sans effet.)

On peut employer un autre moyen qui est d'autant plus
intéressant que l'expérience a été signalée par Galien. —
Si, dit-il, on met à nu le cœur d'un animal, en ayant soin
de conserver la chaleur du cœur, le cœur continuera ses

mouvements; mais si on jette sur le cœur de l'eau froide, le cœur s'arrêtera.

Cette expérience peut en effet être faite, et elle donne les résultats qu'a indiqués Galien. Si par exemple, on injecte de l'eau froide dans l'artère coronaire ou même dans le tissu du ventricule, aussitôt les ventricules ralentiront leurs mouvements.

Quelques instants après, ils cesseront de se mouvoir, et cependant l'oreillette continuera ses mouvements. Mais comme le ventricule ne peut plus en se contractant chasser le sang qu'il contient, l'oreillette recevant toujours du sang se gonflera de plus en plus, se dilatera et finalement ne sera plus assez puissante pour chasser le sang qu'elle contient. Elle aura des mouvements ondulatoires, insuffisants à expulser le sang qui la remplit. L'oreillette droite principalement continuera à battre longtemps après que toutes les parties du cœur auront cessé toute contraction.

Il n'y a pas de doute que, lorsqu'un caillot se forme dans le cœur, ainsi que cela a lieu dans beaucoup de maladies de cet organe, les phénomènes ont lieu de la même manière. L'oreillette, recevant toujours du sang, se dilate, se gonfle, continue à se mouvoir en vain, car le sang s'accumulant dans l'oreillette ne peut être chassé dans le ventricule, soit que ce dernier soit contracté, soit qu'il soit dilaté par le sang et immobile.

Au demeurant, toutes ces observations ne peuvent donner de notions bien précises, tandis qu'en inscrivant avec des appareils enregistreurs la forme des mouvements, la pression du sang dans les diverses cavités, etc., on obtient des indications très exactes et très complètes que la vue seule et le toucher ne peuvent donner.

La figure suivante, due à M. Marey [1], rend très faciles

---

1. Mémoire sur la pulsation du cœur. *Comptes rendus du laboratoire*, 1875, p. 25, fig. 12. — Qu'il me soit permis de remercier M. Marey de l'obligeance avec laquelle il a mis ses tracés à ma disposition.

à comprendre les périodes de la contraction cardiaque.

La ligne O représente la pression du sang dans l'oreillette.

La ligne V représente la pression du sang dans le ventricule.

La ligne P indique la pulsation cardiaque.

On peut considérer la révolution du cœur comme

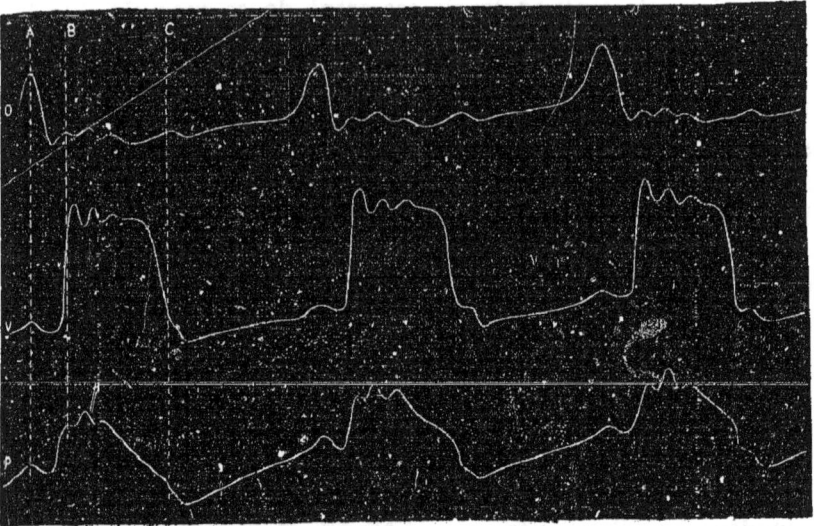

Figure 1.

Comparaison de la pression du sang dans l'oreillette et dans le ventricule, avec la pulsation cardiaque. Tracé recueilli sur le cheval. (Expér. de MM. Chauveau et Marey, 1861.)

ayant son début dans la contraction de l'oreillette en A (ligne O).

A cette systole de l'oreillette répondent un léger choc cardiaque et un gonflement du ventricule qui se remplit (en A, lignes P et V).

Puis l'oreillette se vide (de A à B, ligne O).

Quelque temps après survient la contraction du ventricule (en B, ligne V).

Cette contraction répond exactement au choc thoracique du cœur : par conséquent le choc du cœur contre la poitrine et la systole du ventricule se font simultanément ; et le choc est la conséquence de la systole.

La contraction du ventricule est, ainsi qu'on le voit sur la figure, bien plus longue que la contraction de l'oreillette.

Pendant la contraction du ventricule, il y a de légères oscillations de la pression du sang. Ces oscillations sont dues, d'après M. Marey, aux vibrations de la valvule auriculo-ventriculaire, vibrations qui amènent dans la pression ventriculaire des variations légères s'éteignant au bout de quelques oscillations.

Ces oscillations se retrouvent dans la pression auriculaire (de B à C, ligne O).

Elles se retrouvent aussi dans le choc thoracique.

Après la systole du ventricule, la pression du sang dans cette cavité baisse rapidement (en C). A ce moment le claquement des valvules sigmoïdes de l'aorte a lieu, et ce mouvement augmente légèrement la pression dans le ventricule (en C, ligne V), et surtout dans l'oreillette (en C, ligne O).

L'abaissement brusque des valvules sigmoïdes retentit donc sur tout le cœur.

Pendant la période suivante, le cœur ne se contracte pas, cependant le sang y afflue lentement, d'abord dans l'oreillette qui se remplit, et aussi dans le ventricule qui se remplit lentement (au delà de C, ligne O).

De même le volume du cœur augmente, et cette augmentation de volume se traduit à la paroi thoracique par une ascension de la ligne P (au delà de C).

Puis a lieu la systole de l'oreillette, et la seconde révolution du cœur recommence avec les mêmes phénomènes que précédemment.

Ainsi la succession des mouvements du cœur est la suivante :

1. Systole auriculaire.
2. Systole ventriculaire. — Premier bruit. Choc du cœur.

Diastole et repos du cœur. Deuxième bruit [1].

B. *Du rôle des valvules du cœur dans la circulation du sang.* — Nous ne parlerons pas du rôle des valvules sig-moïdes de l'aorte et de l'artère pulmonaire, attendu que, depuis Galien, leur fonction a été bien indiquée et qu'il n'y a aucun dissentiment à ce sujet parmi les physiologistes. Au moment de la contraction des ventricules, ces valvules se relèvent, laissent passer le sang ; et le sang une fois lancé dans l'artère ne peut revenir au cœur, car les valvules, s'a-baissant, lui opposent un obstacle insurmontable. Cet abais-sement soudain des valvules est la cause du second bruit du cœur (Rouanet, 1832).

Le mécanisme des valvules auriculo-ventriculaires est moins bien connu ; on peut dire que le problème n'est pas définitivement résolu.

Nous n'insisterons pas sur l'historique : nous nous con-tenterons d'exposer l'état actuel de la question [2].

Deux théories sont en présence, pour expliquer comment pendant la contraction du ventricule le sang ne passe pas dans l'oreillette.

La première théorie, la plus généralement acceptée, est celle de Lower. Au moment de la contraction du ventri-cule, les parois du viscère se rapprochent, la pointe du

1. On consultera avec fruit le tableau synoptique donné par Chauveau et Faivre, et qui traduit fidèlement le rythme du cœur. (*Gaz. méd.*, 1856, n° 30.) Ce tableau a été reproduit par Longet. (*Traité de phys.*, 3ᵉ édit., t. II, p. 146.) Pour ce qui a rapport aux bruits du cœur, je renvoie au *Traité d'auscultation* de Barth et Roger. Notons que Harvey (p. 89 de la trad.) les avait déjà remarqués. « Ces bruits s'en-tendent peut-être à Londres, lui écrit un de ses adversaires, mais à Venise on n'entend rien de semblable. »

2. La question historique est traitée complètement dans le remar-quable travail de M. Marc Sée : sur le mode de fonctionnement des valvules auriculo-ventriculaires. (*Arch. de phys.*, 1874, p. 552.) Quant au mécanisme des valvules sigmoïdes, voy. Coradini : *Der mecha-nismus der halbmondförmigen Klappen.* Leipzig, 1872.

cœur remonte vers la base, et les valvules auriculo-ventriculaires s'élèvent, poussées de bas en haut par le sang que
comprime la systole du ventricule.

Des expériences directes semblent confirmer cette théorie : ainsi si on pousse de l'eau dans le cœur par l'aorte,
après avoir enlevé les valvules sigmoïdes, on voit que
l'eau ne peut refluer dans l'oreillette, et relève les valvules
bicuspides de manière que les deux valves s'appliquent
l'une à l'autre.

L'expérience faite sur des animaux vivants est plus dé-
monstrative encore. La figure donnée plus haut montre
que, pendant la systole du ventricule, les valvules vibrent;
elles sont donc évidemment tendues.

MM. Chauveau et Faivre ont donné des détails plus pré-
cis encore : « Que l'on introduise un doigt dans une oreillette, la droite par exemple, et que l'on explore l'orifice
auriculo-ventriculaire, on sentira, au moment même où les
ventricules entrent en contraction, les valvules triglochines
se redresser, s'affronter par leurs bords et se tendre au point
de devenir convexes par en haut, de manière à former *un
dôme multiconcave* au-dessus de la cavité ventriculaire. »

On a fait à cette théorie une objection fondamentale,
c'est que les valvules auriculo-ventriculaires sont tendues par des cordages qui ne sont pas seulement liga-
menteux, mais musculaires, de sorte que la contraction
totale du cœur comprend, aussi bien que les parois des
ventricules, les muscles papillaires des valvules. Ainsi au
moment de la systole, ces muscles papillaires se contractant, les valvules ne peuvent être portées en haut, mais
doivent nécessairement s'abaisser et s'accoler aux parois
cardiaques.

Spring[1] a cherché, par une théorie très ingénieuse, à
faire concorder cette contraction des muscles papillaires
avec l'élévation de la valvule pendant la contraction des

---

1. *Mém. de l'Ac. de Belgique*, 1860, p. 110.

parois ventriculaires. Il suppose que la contraction des muscles papillaires est très brève, tandis que la contraction du ventricule est prolongée : en sorte que le premier effet de la systole est d'abaisser les valvules; puis aussitôt les valvules se relèvent, forment un dôme multiconcave, au moment même où le ventricule achève sa contraction. Il y aurait donc deux périodes dans la systole du ventricule, une période pendant laquelle les muscles papillaires sont contractés, une seconde période pendant laquelle, ayant terminé leur contraction, ils sont relâchés.

Quelles que soient les théories qu'on adopte, il est nécessaire absolument de tenir compte des faits. Or, un fait bien constaté (par Chauveau, par Lower, par Chauveau et Marey) est celui-ci, que, pendant la systole ventriculaire, les valvules se tendent de bas en haut et forment un *dôme vibratoire*. Par conséquent il est indispensable que, dans la théorie de l'occlusion de l'orifice auriculo-ventriculaire, on tienne compte de cette élévation de la valvule ; il est indispensable aussi qu'on tienne compte de la contraction des muscles papillaires, contraction qui, ainsi que l'ont noté de nombreux observateurs, a lieu au même moment que le resserrement des ventricules.

Il semble qu'il n'y ait pas forcément antagonisme entre les deux théories, si on admet les deux faits suivants qui paraissent indiscutables :

1° Le ventricule se resserre, et la cavité, au moment de la contraction, devient presque nulle ;

2° Les cordages du cœur ne sont pas musculeux entièrement; mais ils sont moitié fibreux, moitié musculaires, de sorte que leur diminution de volume au moment de la systole ne portant que sur leur partie musculeuse, les valvules ne peuvent être appliquées exactement à la paroi du cœur.

Il suit de là que, pendant la contraction du ventricule, la cavité du cœur disparaît presque entièrement; il ne reste plus alors que les cordages fibreux qui tendent les valvules portées de bas en haut par la compression du sang.

Ajoutons à cela que la théorie de Spring est peut-être, dans une certaine mesure, exacte. Il est fort possible que les muscles papillaires soient déjà relâchés, alors que le ventricule est encore contracté. Il serait intéressant de vérifier ce fait par des expériences directes.

M. Sée pense que l'occlusion de l'orifice droit ne se fait pas de la même manière que celle de l'orifice gauche. « Les muscles papillaires du ventricule gauche, dit-il dans les conclusions qui terminent son travail, sont disposés de façon à s'emboîter l'un dans l'autre et à combler la portion gauche de la cavité ventriculaire. En se contractant, ils attirent à gauche les deux valves de la mitrale qu'ils appliquent l'une sur l'autre contre la paroi du ventricule. La valve droite joue le rôle essentiel dans l'occlusion de l'orifice auriculo-ventriculaire ; mais la valve gauche n'est pas inutile, non plus que les deux languettes valvulaires accessoires. — Les muscles papillaires du ventricule droit, en se contractant, appliquent et étalent les valves de la tricuspide à la surface de la cloison. La forme convexe de cette dernière rend compte de l'existence de trois valves dans le cœur droit. »

On voit que les divergences des auteurs sont grandes sur ce point si intéressant de la physiologie cardiaque. Il y aurait donc lieu de faire de nouvelles recherches[1].

§ III. — *Du cœur comme agent d'impulsion de sang.* — A chaque contraction du ventricule, une certaine quantité de sang est lancée dans l'artère ; cette quantité de sang représente le *débit* du cœur. Harvey, en supputant ce que chaque systole lance hors du cœur, avait conclu que la circulation existe : car, en une heure, le cœur lance ainsi plus de sang qu'il n'y en a dans tout le corps.

On peut donner la démonstration graphique du phéno-

---

1. Voy. aussi Serpaggi : Étude sur les divers modes d'occlusion des orifices aur. ventric. *Th. inaug,* Paris, 1877.

mène; et la figure suivante, empruntée à François Franck, montre bien le rapport qu'il y a entre la pression artérielle, le débit du cœur et la diminution de volume.

La ligne P représente la pression artérielle.

La ligne D, le débit du cœur, c'est-à-dire la quantité de sang lancée par le cœur hors de ses cavités.

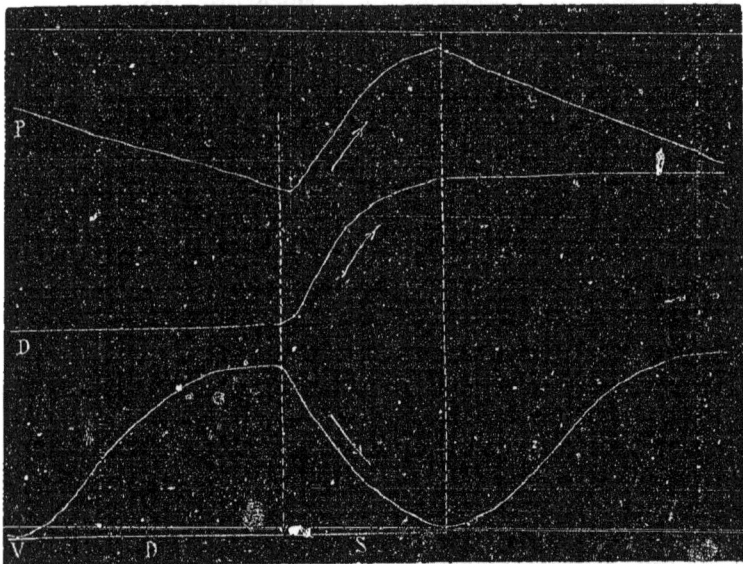

Figure 2. — Débit et volume du cœur

La ligne V indique les changements de volume du cœur.

On voit, sur la ligne V, que pendant la diastole, par suite de l'afflux incessant du liquide sanguin dans l'oreillette et le ventricule, le cœur augmente de volume. Cependant le débit du cœur est nul, car le cœur se remplit sans expulser le sang qu'il contient. On voit aussi que la pression artérielle, pendant toute cette diastole, baisse lentement.

Puis survient la systole du cœur. Brusquement le cœur change de volume. Au même moment les deux lignes qui indiquent le débit du cœur et la pression artérielle montent brusquement, de sorte que ces trois phénomènes sont simultanés : diminution de volume du cœur, augmentation do débit du cœur, élévation brusque de la pression artérielle.

On pourrait ajouter que le choc du cœur a lieu aussi au même moment, c'est-à-dire au moment de la systole. Les anciens auteurs, avant Harvey, pensaient tous que la diastole et la dilatation du cœur produisent le choc thoracique. Cette explication paraissait en effet très rationnelle. Cependant elle est erronée. Le choc du cœur est dû à la systole ventriculaire. Quand on prend à pleine main un cœur (de chien curarisé par exemple), on sent très bien un choc au moment de la systole. Ce choc est dû en partie au changement de forme du cœur, qui devient plus globuleux et augmente légèrement d'épaisseur. Mais il est dû surtout au changement de consistance de l'organe. Les expériences de M. Marey, faites avec une ampoule en caoutchouc, pleine d'eau et comprimée par un réseau, montrent que lorsqu'on comprime l'ampoule en diminuant son volume, mais en augmentant la pression de l'eau qui y est contenue, on perçoit un choc en mettant la main sur l'ampoule, alors qu'elle diminue de volume, mais augmente de consistance.

Étudions maintenant une des questions qui ont le plus préoccupé Harvey, c'est-à-dire le rapport qu'il y a entre le pouls artériel et la pulsation cardiaque.

Ici encore l'inscription graphique des phénomènes nous sera d'une très grande utilité, non seulement pour la facilité de l'exposition, mais encore pour la rigueur de la démonstration.

Sur la figure 3, la ligne 1 indique la pression du sang dans le ventricule ;

La ligne 2 indique la pression dans l'aorte ;

La ligne 3 indique la pression dans l'artère fémorale.

L'expérience a été faite par MM. Chauveau et Marey sur le cheval.

On voit par ce tracé :

1° Que le pouls des artères répond à la systole du cœur ;

2° Qu'il y a un léger retard dans le pouls aortique après la pulsation cardiaque ;

3° Qu'il y a un bien plus grand retard dans le pouls fémoral. Ce retard est proportionnel à l'éloignement du centre d'impulsion [1].

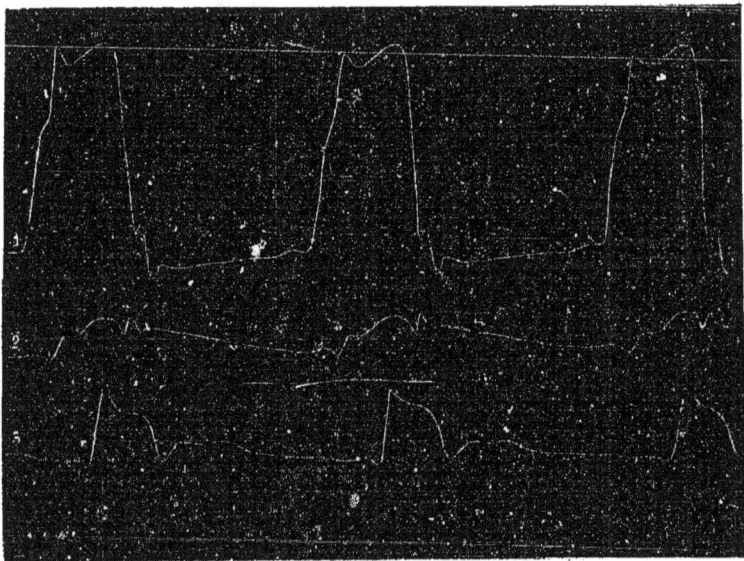

Figure 3. — Pression du sang dans le ventricule, l'aorte, et l'artère fémorale.

Des recherches nouvelles ont permis d'étudier non plus seulement l'afflux du sang dans l'artère, mais encore l'afflux du sang dans les divers organes.

J'emprunterai à François Franck, qui a fait sur ce point

1. Voy. le Mém. de M. Marey : Mouvement des ondes liquides pour servir à la théorie du pouls. *Comptes rendus du laborat.*, année 1875, t. I, p. 87. — Quant au retard apporté à l'onde artérielle par la présence d'une poche anévrysmatique, voy. Fr. Franck : Du pouls radial dans les anévrysmes. *Journ. de l'anat. et de la phys.*, 1878, p. 113 ; et dans le même recueil, 1879, p. 97 : Diagnostic des anévrysmes de l'aorte.

des recherches très complètes, quelques détails som-
maires[1].

En plongeant la main dans un bocal rempli d'eau, qui
ne communique avec le dehors que par un tube allongé,
on voit que l'eau du tube oscille et que ces oscillations
répondent au pouls de l'artère. C'est ce pouls de l'organe
où vient affluer le sang qu'on a appelé avec raison *pouls
total.*

Ainsi, à chaque contraction du cœur, une certaine
quantité de sang pénètre dans chaque membre, dans
chaque organe, et le fait est très facilement explicable.
Chaque systole du cœur, ainsi que Harvey l'a bien montré,
lance en dehors du cœur une certaine quantité de sang ;
il faut que ce sang ainsi projeté se retrouve dans les organes et dans les membres : le sang qui par les veines revient
graduellement au cœur, arrive brusquement aux organes
par les artères; et c'est cet apport brusque qui fait changer le volume des organes. Pour les membres, comme la
main, le pied, la jambe, le bras, etc., le phénomène est
déjà très net. Mais il est bien plus net encore quand on
explore le pouls total de certains viscères très vasculaires,
comme le cerveau[2],

Le tracé de la figure ci-jointe, empruntée au Mémoire
de François Franck, indique bien que le gonflement des
organes, à chaque pulsation cardiaque, est dû réellement
à l'afflux du sang artériel : c'est la démonstration absolument irréfutable de la circulation du sang.

L'artère humérale est comprimée au pli du coude, vers
le point C. Aussitôt le volume de la main diminue, les
battements de l'organe disparaissent : car pendant ce temps
les veines se vident toujours du côté du cœur, et cette dé-
plétion n'est plus compensée par l'afflux de sang artériel.

1. Du volume des organes dans ses rapports avec la circulation.
Comptes rendus du laborat. de M. Marey, année 1876, t. II, p. 1.
2. Sur les changements de volume du cerveau, voy. la thèse de
Salathé. *Th. inaug,* Paris, 1877.

Si on cesse de com-
primer l'artère, par
exemple en C', immé-
diatement le sang re-
viendra dans le mem-
bre; les battements
recommenceront, et le
volume de l'organe
augmentera à chaque
pulsation du cœur. Il
est même assez re-
marquable que le vo-
lume de l'organe est
plus considérable
après qu'avant la com-
pression, comme si les
nerfs des vaisseaux
avaient été un peu pa-
ralysés, et les vais-
seaux un peu dilatés.

Quand on empêche
l'écoulement veineux
en comprimant le bras
modérément (*ligatura
mediocris* de Harvey),
le volume de l'organe
augmente beaucoup,
car le sang artériel
continue à y affluer.
Si on cesse la com-
pression veineuse, im-
médiatement le volu-
me de la main revient
à l'état normal (voy. la
fig. 8, page 28 du Mé-
moire de Fr. Franck).

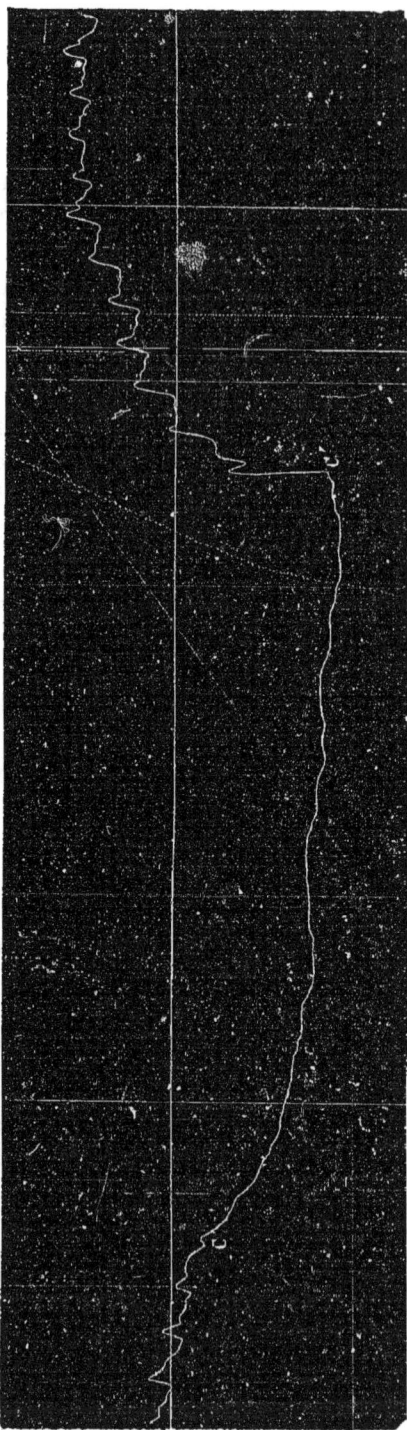

Figure 4. — Changements de volume de la main par la compression de l'artère humérale.

Je n'insisterai pas plus sur tous ces faits qui sont maintenant classiques. Il me suffira de les avoir indiqués, car
ils sont la confirmation absolue, irréfutable de la doctrine
de Harvey,

Je noterai seulement une application ingénieuse qu'a
donnée récemment M. Marey : en plongeant le doigt dans
un vase rempli d'eau, et surmonté d'un long tube, on peut
inscrire les oscillations de la colonne liquide. Pour éteindre
les mouvements dus au pouls total de ce doigt, il suffit de
faire une contre-pression. Si la pression artérielle est forte,
il faut une contre-pression forte. Si la pression artérielle
est faible, il faut une contre-pression faible. On peut donc,
en mesurant le degré de contre-pression nécessaire pour
faire disparaître le pouls total, mesurer assez facilement
la pression artérielle chez l'homme. Il est certain que cette
exploration pourra rendre de grands services dans l'examen
de quelques maladies[1].

NOTE III,

VITESSE ET PRESSION DU SANG DANS LES ARTÈRES
ET DANS LES VEINES,

A. *Vitesse du sang*[2]. — Les expériences relatives à la
vitesse de l'onde sanguine dans les artères ne peuvent
pas indiquer la vitesse même du sang, car le mouvement
d'une onde liquide n'est pas le mouvement des molécules
de ce liquide,

Il faut donc, pour mesurer cette vitesse du sang, recourir
à des mesures spéciales et à des procédés de mensuration
directe. C'est ce qu'ont essayé de faire beaucoup d'auteurs.

1. Marey. *Comptes rendus de l'Académie des sciences*, 13 nov., 1878,
et Mém. sur la pression et la vitesse du sang. *Comptes rendus du
laborat.*, t. II, année 1876, p. 309 et suiv.
2. Voy. pour la bibliographie, O. Funke. *Lehrbuch der Physiol.*,
6e édit., p. 92, note 1.

Volkmann a trouvé que chez le cheval la vitesse était en moyenne :

Pour la carotide, de 300 millimètres par seconde ; pour l'artère faciale, de 165 ; pour l'artère métatarsienne, de 56.

A mesure qu'on explore des artères plus petites, la vitesse de la circulation est moins considérable. Ainsi, on a observé à l'ophthalmo-microscope la vitesse du sang dans les toutes petites artères capillaires de la rétine, et on a trouvé que le sang dans ces vaisseaux minuscules avait une vitesse d'à peu près 1/2 millimètre par seconde (Vierordt). Ainsi la différence de vitesse, entre le courant sanguin des capillaires et celui de l'aorte serait à peu près dans le rapport de 1 à 600.

M. Chauveau[1], qui a imaginé un hémodromomètre différent de celui de Volkmann, a trouvé pour la vitesse du sang dans les carotides, en moyenne 520 millimètres par seconde, au moment de la systole ventriculaire, alors que le sang chassé par le cœur passe dans les artères avec son maximum de vitesse et de force. A la fin de la systole du cœur, dans l'instant qui précède la fermeture des valvules sigmoïdes, le mouvement du sang décroît rapidement et devient même nul.

Au moment où les valvules sigmoïdes sont fermées, la circulation éprouve une nouvelle impulsion qui pousse le sang dans le vaisseau avec une vitesse moyenne de 22 centimètres par seconde (dans les grosses artères).

Après la fermeture des valvules sigmoïdes, l'accélération décroît avec une certaine lenteur : de sorte qu'immédiatement avant la systole du ventricule, la vitesse moyenne du sang n'est que de 150 millim. par seconde, alors qu'elle était de 520 millim. immédiatement après la systole.

Ludwig et Dogiel ont étudié l'influence des actions nerveuses sur la vitesse du sang. Ils ont aussi cherché à

1. Vitesse de la circulation dans les artères du cheval. *Journal de la physiologie*, t. III, p. 695.

comparer la vitesse du sang dans l'aorte, dans l'artère pulmonaire : quoique la différence de pression dans ces deux vaisseaux soit très grande, ils pensent que dans ces deux troncs artériels la vitesse du sang est la même, parce que la quantité de sang qui y passe en un moment donné est la même, et que leur calibre est identique.

Une autre méthode assez ingénieuse, pour mesurer la vitesse du sang, est due à Hering. En injectant par la veine jugulaire d'un côté un sel neutre quelconque, par exemple du ferrocyanure du potassium, facilement reconnaissable, on ouvre la veine jugulaire de l'autre côté, et en recueillant à divers moments le sang de cette veine on apprécie le temps qu'il a fallu au ferrocyanure pour accomplir une circulation totale d'une veine jugulaire à une autre. Ce temps a été, d'après Hering, de 27 secondes chez le cheval ; d'après Vierordt, de 15 secondes chez le chien, de 13 secondes chez la chèvre, de 7 secondes chez le lapin. Ces chiffres ne sont que des moyennes, et les chiffres extrêmes des expériences sont très différents.

Ainsi le circuit total d'une molécule de sang est extrêmement rapide ; bien plus rapide même que le pensait Harvey, puisque, chez l'homme, d'après les chiffres cités plus haut, la durée d'un de ces circuits doit varier entre quinze et trente secondes. On arrive ainsi à un chiffre colossal représentant l'effort et le travail du cœur, puisqu'il lance ainsi toute la masse de sang dans tout le corps, environ trois fois par minute. Comme cette masse de sang est considérable (environ 4 kil. chez l'homme), on voit la somme énorme de travail que le cœur produit.

D'ailleurs le travail du cœur est une fonction très complexe dont nous ne pouvons étudier ici les conditions [1].

B. *De la pression du sang dans les artères.*—Cette question est tellement vaste que je ne peux la traiter ici que d'une

---

[1]. Voy. sur ce sujet Pelot, Travail musculaire du cœur. *Th. in.*, Paris, 1877. — Fr. Franck. Des changements de volume du cœur. *Comptes rendus du laborat. de M. Marey*, VIIIe Mém., 1877, 3e année,

manière tout à fait élémentaire, en renvoyant à quelques-
uns des Mémoires qui ont été écrits sur cet important
sujet [1]. Comme dans les notes précédentes, nous aurons
recours à la méthode graphique qui donne des indications
très précises et surtout très claires.

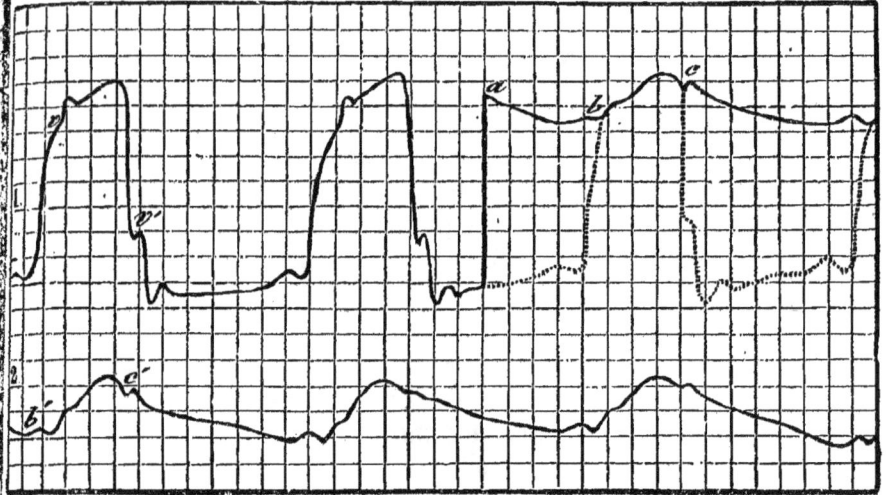

Figure 5. — Pression du sang dans le ventricule gauche (1) et dans l'aorte (2).

La pression dans les artères est un phénomène extrêmement complexe. Elle dépend d'une part de la contraction du cœur, qui est l'organe d'impulsion du sang; d'autre
part de la résistance du sang dans les petits vaisseaux.

Il importe d'abord de comparer la pression du sang
dans le cœur et dans les artères.

p. 186.— Colin. Comptes rendus de l'Ac. des sc., t. XLVII, p. 155, 1864.

1. Marey. Mémoire sur la pression et la vitesse du sang. Comptes
rendus du laborat., t. 1, p. 337; t. II, p. 307. — Waller. Die Spannung
in den Vorhöfen des Herzens. Arch. f. Anat. u. Phys., 1878, p. 524. —
Tchirjew. Einfluss der Blutdruckschwangungen. Arch. f. Anat. u. Phys.,
1877, p. 116. — Vulpian, Leçons sur les nerfs vasomoteurs, t. I et II,
passim. — Voy. surtout les Comptes rendus du laborat. de M. Marey
(1875-1877) et du laboratoire de Ludwig (1863-1876) où de très nombreux et de très intéressants Mémoires traitent de la pression artérielle.

La figure ci-jointe, empruntée à M. Marey, montre cette relation mieux que ne sauraient le faire de longues explications.

« Deux sondes cardiaques de même sensibilité sont plongées, l'une dans le ventricule gauche et l'autre dans l'aorte. La première donne le tracé n° 1, la seconde le tracé n° 2, qu'on peut désigner sous le nom de pouls aortique. Vers le milieu de l'expérience (au point où commence la ligne ponctuée), on retire la sonde ventriculaire. On voit alors la pression s'élever soudainement en a, ce qui provient de ce que d'un ventricule relâché, où la pression est presque nulle, la sonde passe dans l'aorte, où le sang, retenu par les valvules sigmoïdes, garde une pression élevée qui ne décroît que lentement par l'écoulement du sang artériel à travers les vaisseaux. La pression aortique se relève au moment b jusque en c, par suite d'une nouvelle arrivée de sang du ventricule. Une courbe ponctuée rappelant les différentes variations de la pression du ventricule gauche, montre que la pression est sensiblement la même dans le ventricule et dans l'aorte pendant les maxima de l'effort systolique du ventricule, tandis que la pression dans ces deux cavités diffère beaucoup pendant la phase diastolique du ventricule. » (Marey, $loc. cit.$ p. 321.)

On peut conclure de cette expérience fondamentale, que sont venues confirmer un grand nombre d'expériences semblables :

1° La pression dans le ventricule est pendant la systole ventriculaire sensiblement égale au maximum de la pression aortique, quoique en général un peu supérieure;

2° La pression dans le ventricule est pendant la diastole ventriculaire très inférieure au minimum de la pression aortique, qui, par suite de l'abaissement des valvules sigmoïdes, reste toujours très considérable.

Des nombreuses mesures manométriques prises par les auteurs, il résulte évidemment que l'on ne peut connaître la pression absolue du sang, soit dans les gros vaisseaux, soit dans le cœur, attendu que c'est un phénomène tout à fait relatif, dépendant des conditions les plus diverses.

On peut cependant donner quelques chiffres empruntés à divers auteurs.

Moyenne = 150.	Volkmann.	Cl. Bernard.	Poiseuille.	Ludwig.
	Millim.	Millim.	Millim.	Millim.
Chez le chien.				
Carotide	172	175	151	160
Fémorale	165			
Chez le mouton.				
Carotide	165			
Chez la chèvre.				
Carotide	125			
Chez le veau.				
Carotide	116			
Art. métatarsienne.	87			
Chez le cheval.				
Carotide	183			
Chez le lapin.				
Carotide	90			
Fémorale.	86			
Chez la cigogne.				
Aorte.	161			
Chez le coq.	130			
Chez le brochet. . . .	60			
Chez la grenouille. . .	25			

En comparant la pression moyenne du sang à l'extrémité thoracique (bout central) de l'artère carotide, et à l'extrémité périphérique de ce même vaisseau, M. Volkmann est arrivé aux chiffres suivants :

	Extrémité de la carotide.	Extrémité centrale de la carotide.	Différence.
	Millim.	Millim.	Millim.
Veau.	80	134	53
—	94	135	41
—	151	177	26
—	108	145	37
Cheval.	97	122	25
—	151	214	00
Chèvre.	120	135	0

On peut conclure de ces expériences :

1º Que chez l'homme la pression (moyenne) du sang dans les grosses artères, est de 130 à 160 environ;

2º Que dans les petites artères la pression est moins considérable que dans les grosses; fait qu'on pouvait supposer *a priori*, car le cœur est la cause immédiate de la pression du sang, et, par conséquent, en s'éloignant du cœur, la pression doit toujours diminuer.

Il est un point sur lequel il est intéressant d'avoir des données très précises, et qui a été cependant assez peu étudié : c'est la mesure de la pression dans l'artère pulmonaire. D'après B atner[1] la pression de l'artère pulmonaire

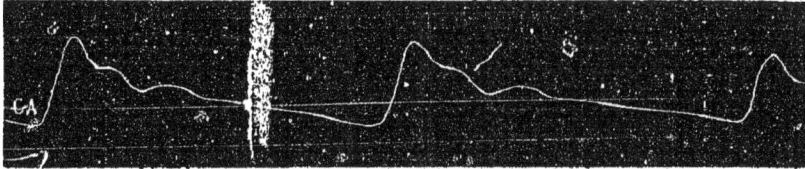

Figure 6. — Pouls carotidien.

a été chez un chien de 29 millimètres, chez un chat de 17, chez un lapin de 12.

D'autres observateurs ont trouvé des chiffres analogues, toujours très faibles : on peut donc en conclure que la pression du sang dans l'artère pulmonaire est trois ou quatre fois moins considérable que dans l'artère aorte.

L'élasticité ces parois artérielles joue aussi un rôle très important. Weber, et surtout M. Marey, ont bien démontré le fait suivant : *L'élasticité des artères tend à rendre uniforme le mouvement rythmique, et continu le mouvement intermitten du sang.*

Quoique l'impulsion du cœur se fasse sentir dans la pulsation de tou es les grosses artères, le phénomène est plus complexe. La figure que donne M. Marey du pouls

1. Cité par Fun e, *loc. cit.*, p. 113.

carotidien chez l'homme montre qu'il n'y a pas seulement une première impulsion due à la contraction cardiaque, mais qu'il y a une sorte d'onde en retour et de
frémissement ondulatoire, dont la nature, d'ordre purement
physique, a été bien démontrée par les recherches de
M. Marey[1]. (Voyez la figure 6.)

Quant à la pression du sang dans les veines, peu de
travaux rigoureux ont été faits pour la mesurer. Claude
Bernard a imaginé l'hémomètre différentiel[2]. Jacobson a
trouvé chez le mouton :

Pour la veine crurale, 11 m.
Pour la veine brachiale, 4 m.
Pour une de ses branches, 9 m.
Pour l'artère faciale, 3 m.
Pour la veine sous-clavière, $0^m,1$.

Il semble résulter de ses recherches, comme de celles
d'autres observateurs :

1° Que la pression dans les veines est toujours inférieure
à la pression dans les artères ;

2° Que cette pression va en diminuant à mesure que
les veines se rapprochent du cœur;

3° Qu'elle est même négative dans les grosses veines
qui sont très voisines du cœur.

On peut se demander si les valvules des veines, auxquelles Harvey et les auteurs du xviiie siècle attribuaient
une si grande importance, empêchent réellement tout
reflux du sang. En réalité, si elles diminuent l'écoulement
du sang par le bout central d'une veine, elles ne s'y opposent pas d'une manière absolue, quoi qu'en ait dit Harvey.
De plus, toutes les veines ne sont pas pourvues de valvules. Il s'ensuit que lorsqu'une veine est sectionnée, même
après que le bout périphérique a été lié, il y a écoulement

1. Mouvement des ondes liquides, *Comptes rendus du laborat.*,
1re année, mém. III, 1875, p. 87.
2. *Leç. sur le syst. nerveux*, p. 282 et suiv.

de sang par le bout central. Mettez à nu la veine fémorale
d'un chien et introduisez une canule dans le bout central
du vaisseau, après avoir lié le bout périphérique, il y aura
par le bout central, sinon un jet de sang, au moins un
écoulement assez abondant pour constituer une hémorrhagie véritable, qui serait dangereuse si le sang ne se
coagulait pas rapidement dans le tube. On peut démontrer
le même fait d'une autre manière, en injectant dans le
tube un liquide incolore, une solution de carbonate de
soude, par exemple, ayant à peu près la densité du sang.
Puis on ferme avec un caoutchouc et une pince l'orifice du
tube. Peu à peu le liquide se mélangera avec le sang, de
sorte que finalement dans le tube de verre il n'y aura
plus que du sang. Ce fait indique bien qu'il n'y a pas sta-
gnation du sang dans les veines, même lorsque les rameaux
de la périphérie sont séparés des troncs. Il y a donc pour
le sang veineux une tendance aussi bien à aller vers la
périphérie qu'à remonter vers le cœur : et les valvules
ne s'y peuvent opposer que d'une manière tout à fait insuf-
fisante. Ce qui est bien plus efficace, c'est la *vis a tergo*.
Dans les veines le sang est toujours poussé vers le cœur;
et c'est cette poussée qui empêche le sang veineux de
refluer et de revenir en arrière. C'est la conséquence de
la conclusion que nous indiquions plus haut : la pression
dans les veines va en diminuant à mesure qu'elles sont
plus proches du cœur.

La respiration et l'effort modifient d'une manière très
notable la pression artérielle et la pression veineuse. En
laissant de côté l'influence très complexe du rythme respiratoire sur les centres nerveux, on voit que les mouvements d'expiration augmentent la pression artérielle,
tandis que les mouvements d'inspiration la font baisser
aussitôt.

Cette action peut s'expliquer de deux manières, soit par
l'action directe sur le cœur lui-même, soit par l'action sur
les grosses veines qui se rendent au cœur, et qui, com-

primées au moment de l'expiration dans le thorax, font
monter là pression veineuse, et par conséquent aussi la
pression artérielle. Il est possible que les deux explications
soient vraies l'une et l'autre ; que l'élévation de la pression artérielle et celle de la pression veineuse soient
simultanées et agissent dans le même sens. Sur la figure
ci-jointe, due à M. Marey, on voit bien l'influence du
rythme respiratoire (R C) sur la pression fémorale (P F).

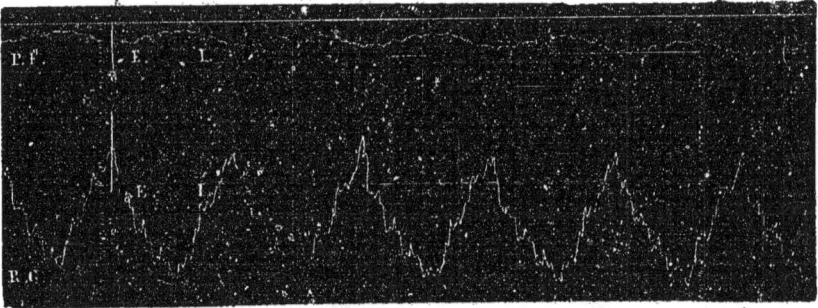

Figure 7. — Influence du rythme respiratoire sur la pression fémorale.

(L'expérience a été faite sur un lapin). Pendant la période
d'expiration (E), la pression monte légèrement ; elle atteint
son maximum lorsque l'expiration a pris fin, puis elle baisse,
lorsque l'inspiration commence, et atteint son minimum,
lorsque l'inspiration I est complète. La ligne R C représente
l'ensemble des mouvements thoraciques, mouvements respiratoires lents, mouvements cardiaques plus fréquents.

Nous pouvons donc conclure que :

1° L'expiration et l'effort augmentent la pression artérielle et la pression veineuse ;

2° L'inspiration diminue la pression artérielle et la
pression veineuse[1].

1. Voy. sur ce point Darsonval. *Th. in.* Paris, 1877. Rôle de l'élasticité du poumon dans la circulation. — Funke et Latschenberger.
Archives de Pfluger, t. XV, p. 405. — *Ibid.*, t. XVII, p. 546. — Kowa-

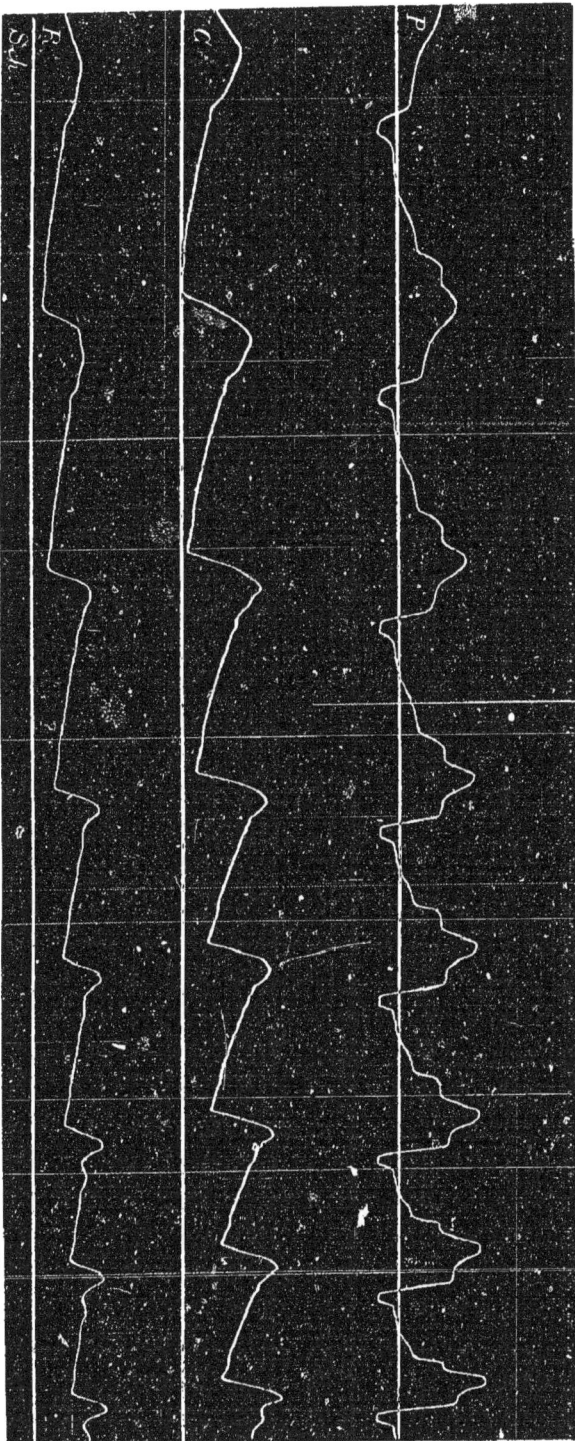

Figure 8. — Pouls avec rythme variable du cœur.

Le rythme du cœur a une influence sur la pression artérielle. Dans les expériences que M. Marey a faites sur le schéma, on voit bien cette influence de l'accélération du cœur sur la pression artérielle. Plus le cœur se contracte rapidement, plus la pression s'élève (figure 8).

« La figure 8 est un triple tracé recueilli sur le schéma avec accélération graduelle du rythme des systoles ventriculaires. La ligne supérieure P représente la pulsation cardiaque, la seconde C, le pouls carotidien, la troisième R le pouls radial. Des lignes droites horizontales servent de repères pour évaluer la pression. A mesure qu'on accélère le rythme des mouvements cardiaques, on voit se produire les deux phénomènes suivants qui sont inséparables l'un de l'autre. La pression artérielle s'élève, car le nombre des ondées ventriculaires qui pénètrent dans les artères s'accroît, tandis que l'écoulement reste le même. En même temps la pression maximum dans le ventricule augmente, ainsi qu'on peut s'en assurer par la hauteur à laquelle s'élève la courbe des pulsations dans le moment de la fréquence la plus grande. » (Marey, loc. cit., t. II, p. 332 et 334.)

Concluons donc que l'accélération du cœur augmente la pression artérielle.

Réciproquement les changements de la pression artérielle exercent une influence sur le rythme du cœur. Quoiqu'elle ait été souvent contredite, nous accepterons la loi que M. Marey a donnée des relations entre la pression et le rythme. — Quand la pression artérielle monte, le cœur se ralentit. Quand la pression artérielle baisse, le cœur s'accélère.

Pour discuter les objections faites par divers physiologistes à cette loi, il faudrait entrer dans de très longs détails, et comme mon intention est simplement de présen-

lesky. *Arch. f. Anat. u. Phys.*, 1877, p. 416. — Zuntz. *Archives de Pflüger*, t. XVII, p. 374.

ter les faits acquis, je renverrai le lecteur aux mémoires cités plus haut.

Je n'insisterai pas non plus sur les autres causes qui font varier la pression du sang. Les hémorrhagies la diminuent dans une proportion très notable. Cependant la vitesse du sang a augmenté, et le débit du cœur est bien plus considérable qu'avant la perte de sang. En réalité, il y a toujours trois fonctions à étudier, fonctions qui ne sont pas forcément reliées l'une à l'autre :

1° Vitesse du sang; 2° Pression du sang; 3° Débit du cœur.

Ce qui fait varier énormément la pression du sang, c'est l'action nerveuse, qui agit soit sur le cœur (organe d'impulsion), soit sur les petits vaisseaux capillaires de la périphérie (résistance).

Des travaux innombrables ont été faits pour résoudre ce difficile problème, et je n'essayerai pas de les analyser. Je me contenterai de rapporter deux faits incontestables.

1° L'excitation de la moelle et du bulbe fait resserrer les petits vaisseaux, ce qui augmente la pression artérielle.

2° La section de la moelle fait dilater les petits vaisseaux, ce qui diminue la pression artérielle [1].

NOTE IV.

NOTICE HISTORIQUE SUR LES ECTOPIES CARDIAQUES.

Galien, comme nous l'avons vu dans l'introduction historique, avait observé un cas d'ectopie accidentelle du cœur [2]. Voici en quels termes il s'exprime : « Lorsque le cœur est dénudé, toutes ses fonctions restent intactes; si

---

1. Pour la partie technique et la bibliographie, on consultera le chapitre que M. Cyon a consacré à l'hémodynamique. *Methodik der physiologischen Experimente.* Giessen, 1876, p. 68-207.

2. *De anatom. administr.,* lib. vii, § 12 et 13, Éd. de Kühn, p. 631.

alors vous détachez l'animal, vous le verrez courir et crier, comme il le faisait avant l'opération. Si vous faites la suture de la plaie, vous pourrez ensuite voir l'animal manger, s'il a faim, et boire, s'il a soif. Qu'y a-t-il d'étonnant à ce fait? Le fils de Maryllas, le mimographe, a été guéri et est encore vivant, quoique son cœur ait été pendant quelque temps mis à nu. Il est donc vraisemblable qu'un animal qui n'a pas de raison, et qui par conséquent est beaucoup moins sensible que l'homme, ne souffre pas d'une telle blessure. — Puisque j'ai parlé de cet enfant, il n'y a pas d'inconvénient à raconter ce qui s'est passé. Le récit de cette histoire sera très utile, quoique elle n'ait pas de rapport avec le sujet que je traite en ce moment. Cet enfant fut frappé au sternum, pendant qu'il jouait à la palestre; on négligea sa blessure, et on la soigna fort mal. Quatre mois après, il se forma du pus dans la région contuse. Un médecin, pensant faire disparaître cette suppuration, fit une incision, espérant ainsi faire cicatriser la blessure. Mais l'inflammation survint, il se forma un abcès, lequel fut incisé de nouveau, sans que cependant on pût obtenir la cicatrisation. Aussi le maître de Maryllas fit-il réunir plusieurs médecins, au nombre desquels j'étais, pour délibérer sur le traitement à suivre. La maladie et le sphacèle du sternum apparaissaient manifestement; on voyait le mouvement de la partie gauche du cœur; personne n'osait enlever l'os malade, car on s'imaginait que cette opération devait entraîner nécessairement la perforation du thorax. Mais moi, malgré cette perforation tant redoutée par les médecins, j'ai promis que j'enlèverais l'os. Je n'ai rien assuré cependant de la guérison absolue, ne sachant pas si les parties sous-jacentes au sternum étaient malades, et jusqu'à quel point elles étaient malades. Alors nous mîmes à nu la région, nous vîmes qu'il n'y avait de lésé dans le sternum que ce que nous avions reconnu tout d'abord. Aussi j'ai osé pratiquer l'opération, car dans les limites où les artères et les veines rampent sous le sternum, le ster-

num n'avait pas été atteint. Après avoir enlevé l'os malade,
en choisissant le point où commence la pointe du péricarde,
je vis le cœur à nu, car le péricarde avait été détruit par
la suppuration. Aussi mon pronostic n'était-il pas favorable : cependant le tout guérit en peu de temps, ce qui
ne serait pas arrivé si on n'avait pas osé enlever l'os malade, et personne n'aurait osé tenter l'opération sans être
très versé dans les connaissances anatomiques. »

A cette observation nous ajouterons la célèbre observation de Harvey relative au comte de Montgommery[1].
« Nous allons montrer que le cœur, le principal organe du
corps, paraît insensible. Un jeune homme de haute naissance, le fils aîné de l'illustre vicomte de Montgommery,
étant encore enfant, eut une cruelle maladie à la suite
d'un coup violent qui lui brisa les côtes du côté gauche. Il
se forma un abcès qui suppura et donna une grande quantité de pus qui pendant longtemps sortit d'une poche très
vaste, ainsi qu'il me l'a raconté lui-même et que d'autres
médecins dignes de foi me l'ont rapporté. Vers l'âge de dix-
huit ou de dix-neuf ans, il voyagea en France et en Italie,
et ensuite vint à Londres. Une grande ouverture existait à sa poitrine, par où on pouvait voir, et, comme on
croyait, toucher les poumons. Ce fait fut annoncé comme
un miracle au très illustre roi Charles, qui alors m'envoya
aussitôt vers ce jeune homme pour voir ce qui en était. Je
vis alors un jeune homme vigoureux et bien fait. Je le sa-
luai et lui exposai la cause pour laquelle le roi m'avait envoyé à lui. Alors aussitôt il me montra la partie dénudée
de son flanc gauche, et en enlevant la lamelle qu'il portait
pour se protéger contre les coups et les injures extérieures,
j'ai aperçu une grande cavité dans laquelle je pouvais facilement mettre mes trois doigts avec le pouce. A l'entrée
de cette cavité une masse charnue faisait saillie et était
animée de mouvements alternatifs d'entrée et de sortie.

---

1. *De Gener. Animal.* — *Exerc.* LII. Édit. de Leyde, 1737, p. 208.

Je la saisis et la pris dans ma main avec précaution. Stupéfait de la nouveauté du fait, j'explore de nouveau toutes les parties, et, après cette exploration attentive, je m'assurai que la plaie ancienne avait été guérie, grâce sans doute aux soins éclairés des médecins, et que toute la cavité était tapissée d'une membrane intérieure, résistante, et se continuant jusqu'au bord de la peau. Quant à la partie charnue, prise par les médecins pour le tissu du poumon et qu'à première vue je croyais être des fongosités, je lui trouvai des pulsations, des oscillations, un rythme simultané au mouvement du pouls des deux artères radiales, et non au mouvement respiratoire. Par conséquent, je conclus que ce n'était pas un lobe pulmonaire, mais la pointe du cœur, qu'une excroissance charnue, ainsi qu'on en voit souvent dans les vieux ulcères, recouvrait comme un voile protecteur. Tous les jours un serviteur purifiait par des injections d'eau tiède cette cavité artificielle des humeurs infectes qu'elle sécrétait, et la recouvrait d'un opercule : puis le jeune homme, bien dispos, pouvait se rendre à ses diverses occupations et mener une vie tranquille et agréable. Alors je le menai chez le roi, mon illustre maître, pour qu'il pût toucher de ses mains et voir de ses yeux un phénomène si admirable, à savoir, sur un homme vivant et vigoureux, le cœur se contractant et les ventricules animés de pulsations, et il arriva que le roi put constater comme moi que le cœur ne sentait pas le contact : car lorsque nous touchions le cœur, le jeune homme ne s'en apercevait que si l'on effleurait la peau extérieure ou s'il nous regardait faire. Nous avons observé aussi le mouvement même du cœur. Dans la diastole le cœur se rétracte et rentre dans la poitrine, tandis que, dans la systole, il sort de la poitrine et apparaît au dehors, et la systole du cœur a lieu au moment où se fait la diastole des artères, et où on sent le pouls du carpe. Le mouvement propre du cœur et sa vraie fonction, c'est la systole : alors le cœur frappe la poitrine, il se raccourcit, redresse sa pointe et se contracte de toutes parts. »

Dans un travail récent, Fr. Franck a observé un fait d'ectopie congénitale du cœur chez une femme[1].

Nous reproduisons ici deux des figures qu'il a obtenues en inscrivant les mouvements du cœur de la malade. La

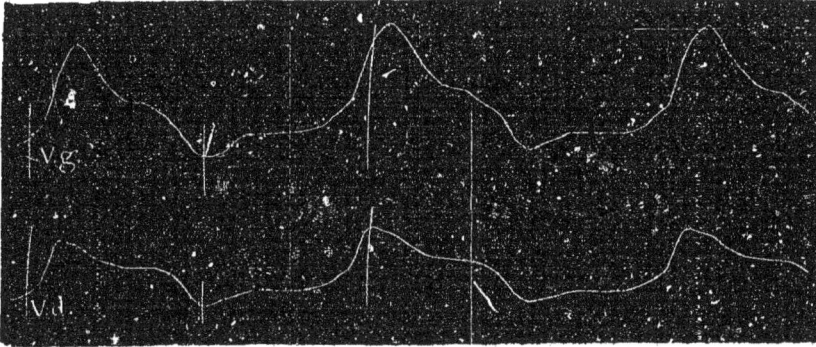

Figure 9. — Mouvements des doux ventricules.

première montre que les pulsations du ventricule droit (VD) sont absolument simultanées avec celles du ventricule

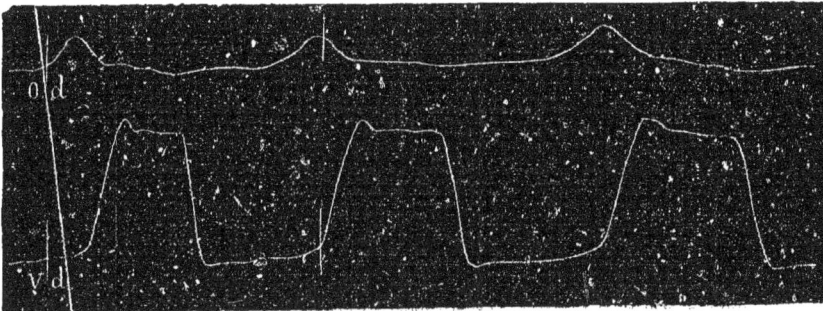

Figure 10. — Mouvements de l'oreillette et du ventricule droite,

gauche (VG). On voit aussi que le ventricule droit se contracte avec moins de force que le ventricule gauche.

1. Fr. Franck, *Comptes rendus du labor. de M. Marey,* année 1877, III; mém. XIII, p. 311. Dans ce mémoire, on trouvera les indications bibliographiques des travaux les plus récents sur les ectopies cardiaques.

L'autre figure représente la systole de l'oreillette droite
(OD). Cette systole précède celle du ventricule droit (VD).
On voit aussi qu'à la systole du ventricule répondent de
légères oscillations dans l'oreillette, oscillations vibratoires
qui semblent dues au frémissement de la valvule auriculo-
ventriculaire.

FIN.

TABLE DES MATIÈRES

Pages.

DEUX DISSERTATIONS ANATOMIQUES ADRESSÉES A JEAN RIOLAN.

NOTES ET OBSERVATIONS.

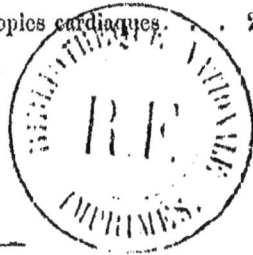

PARIS. — Impr. J. CLAYE. — A. QUANTIN et Cⁱᵉ, rue St-Benoît. [638]

www.ingramcontent.com/pod-product-compliance
Lightning Source LLC
Chambersburg PA
CBHW070241200326
41518CB00010B/1644